# スーパー★ジェネラリストに必要な モダン・カンポウ

## クリニカル・パール集 & 総合医の実体験

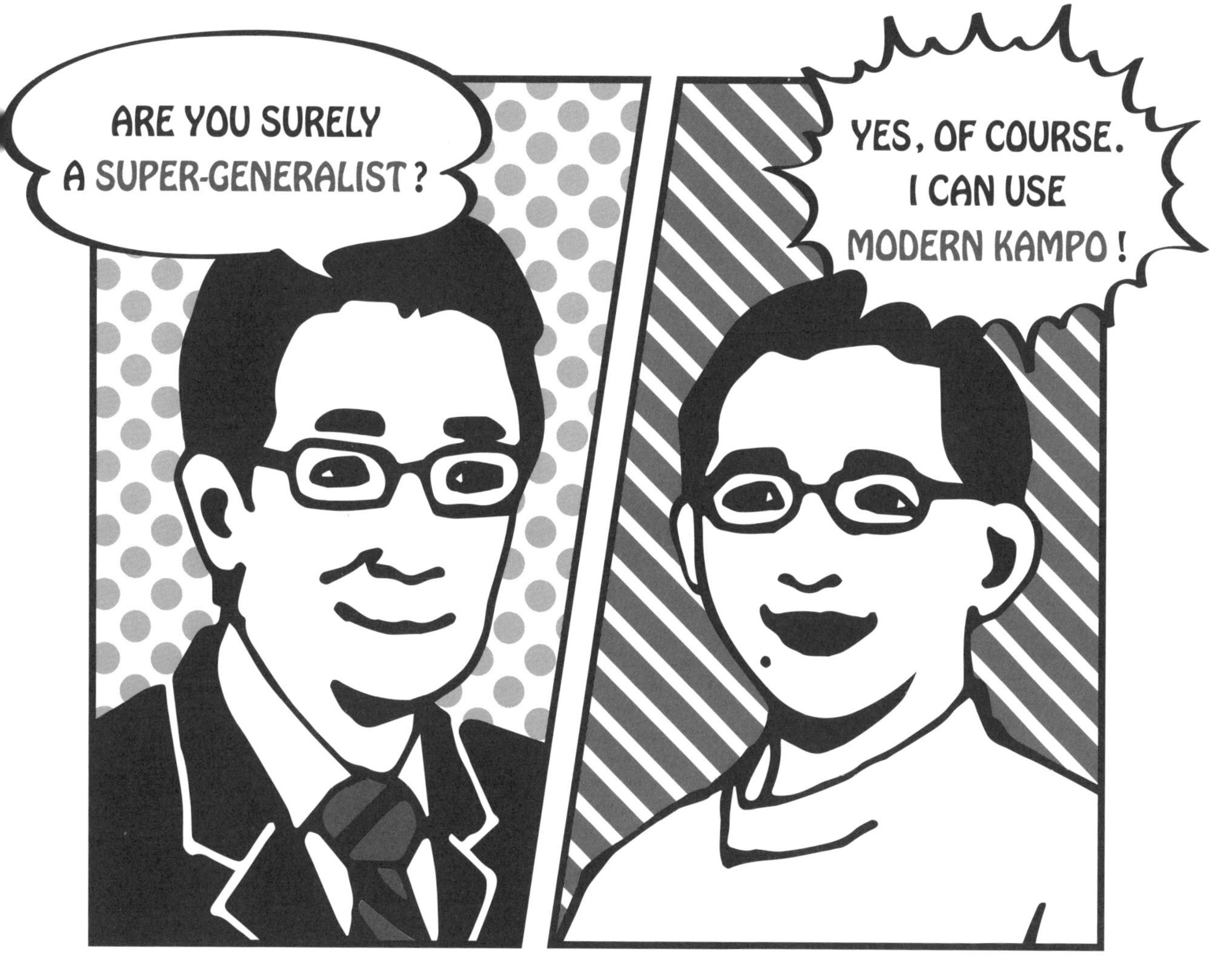

ARE YOU SURELY A SUPER-GENERALIST?

YES, OF COURSE. I CAN USE MODERN KAMPO!

著　樫尾 明彦（家庭医療専門医）
　　新見 正則（カンポウ・マイスター）

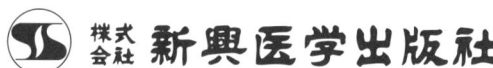

# Modern Kampo in Primary Care

©First edition, 2014 published by

**SHINKOH IGAKU SHUPPAN CO., LTD., TOKYO.**

Printed & bound in Japan

# 推薦の序

## ──漢方のパラダイムとジェネラリスト──

　地域基盤型プライマリケア担当ジェネラリスト，すなわち家庭医としての診療の対象は，近年そのレンジが拡大してきている．特に高齢社会を背景にして，在宅ケアを初めとして，複雑で困難な事例に対応することが求められつつある．従来の軽症の急性感染症と安定した慢性疾患の管理といった外来診療のイメージが変容してきている．また，患者中心の医療という，患者と医師が共通基盤の形成を目指して，コミュニケーションを構築しながら診療を進めていくというスタイルが重視される．

　従来医師は，患者の症状を主訴に変換し，必要な身体診察や検査，画像診断を行い，医学的診断を下し，臨床研究にもとづく推奨エビデンスを踏まえた，治療計画をたてるという教育を受ける．しかしながらプライマリケアの現場においては，医学的診断が下せる症状や苦痛はそれほど多くはない（Journal of Family Practice, 1996, 42.2：161-170.）．たとえば，疲労感，食思不振，浮遊感などの症状に対応する機会は多いが，実際の診療では，生命に危険な疾患，積極治療が効を奏するであろう疾患を除外することが重要とされ，そうでなければ「大した問題ではない」となりがちである．一期一会の救急外来ならまだしも，困ったことがあったら，最初に相談できるという「かかりつけ」機能をもった家庭医ならば，それで「危険な病気はありませんから，様子をみてください」だけでない，なんらかの対応が必要な場合も多い．

　私が漢方に興味をもったのは，そのあたりの診療ストラテジーにきわめて有用な診療パラダイムを提供しているからである．特に症候論が直接治療に結びつくところが，従来の西洋医学的対症療法とは相当異なる．しかし病因論という直線的な因果関係に基づく西洋医学の考え方とはかなり異なるため，従来の医学教育では重視されてこなかったがゆえに，多くの医師は漢方の考えにとっつきにくさを感じているものである．直感的には，漢方の効能の研究には機械論ではなく，複雑性科学，特に複雑適応系のモデルが有用かもしれない．

　このことはジェネラリストの役割として重要な高齢者診療にも様々な示唆を与える．たとえば，誤嚥に対する半夏厚朴湯，虚弱高齢者に対する補中益気湯，BPSDに対する抑肝散，食思不振に対する六君子湯などは，すでに幅広く使用されつつあるが，これらの問題が，「生物医学的診断により問題を解決する」というパラダイムでは対応できない地域におけるCommonな健康問題だからである．

　漢方には深い源流があり，その膨大な知識経験体系は，そうそう簡単に習得できるものではない．しかし，ジェネラリストはある意味，役に立ちそうなものは，積極的にとりいれるという現実的かつ実践的な姿勢を持っているものである．そういう観点からこの書籍で提案されている2人の漢方の専門家によるモダン・カンポウという，実践的患者アプローチの提案はわれわれ漢方「素人」にとっては，心強い武器となりうるだろう．

医療福祉生協連家庭医療学開発センター

**藤沼　康樹**

# はじめに

　僕が医者になった当時は，超音波検査はごく一部の先生方が熱心に行っていました．特別な技のような領域でした．機会あるごとに超音波検査を華麗に，芸術的に行う先生について，技を盗もうとしました．必死に努力したのです．その当時の超音波に秀でた先生はたぶん超音波学会などに属しているごく一部の先生方でした．

　時代は進みました．超音波検査は器械の進歩もあり，瞬く間に普及しました．解像度が上がり，小型になりました．僕が超音波機器を利用したPTCD（経皮的胆道ドレナージ）を行うようになりました．胆嚢の検査も，乳腺の検査も，甲状腺も，血管の検査も，そして心臓の検査も超音波を利用して自分で行うようになりました．

　僕は漢方も超音波のように普及してもらいたいと願っています．ごく一部の先生方だけのものではないのです．少なくとも保険適用漢方エキス剤は臨床医が普段の診療の一部にすべきです．

　超音波検査の専門家は，僕たち一般臨床医の超音波検査ではよくわからないような状態のときに，本当の出番があります．だからこその超音波の専門家です．

　漢方の専門家も同じで，僕たち一般臨床医が保険適用漢方エキス剤での対処では治らないときにこそ，真価が発揮されます．一般臨床医は西洋医学的治療で困っている患者さんにどんどんと保険適用漢方エキス剤を処方してみる．そして治らないとき，さらに患者が漢方の処方を希望するときに漢方専門医に依頼すればいいのです．彼らは，煎じ薬などを駆使して治療してくれます．

　漢方の良さを多くの一般臨床医が認めないと，近い将来漢方は保険適用から外され兼ねないと危惧しています．患者とのコミュニケーションツールとしては，これほど素晴らしい道具はありません．是非，保険適用漢方エキス剤の魅力にはまって下さい．

　総合診療医の先生方こそが，これからの漢方の命運を握っていると思っています．そして期待しています．

　　　　　　　　　　　　　　　　　　　　　　　　　　　　　　　　　　　　　　新見　正則

# CONTENTS


推薦の序 …… 3
はじめに …… 5

## ジェネ★モダ漢方　クリニカル・パール集　新見正則

パール 1　ジェネラリストには漢方は必須 …… 10
パール 2　まずプラセボと思って …… 11
パール 3　漢方は食事の延長 …… 12
パール 4　漢方は悩めば飲む …… 13
パール 5　因果ではなく，相関を求めて …… 14
パール 6　保険適用だから意味がある …… 15
パール 7　経験こそが上達の近道 …… 16
パール 8　患者の希望優先で …… 17
パール 9　ラムネよりは香蘇散(70) …… 18
パール 10　慢性疾患にはなんでも柴胡桂枝湯(10) …… 19
パール 11　訪問診療には真武湯(30) …… 20
パール 12　疲れには補中益気湯(41) …… 21
パール 13　うつ病もどきには加味帰脾湯(137) …… 22
パール 14　食欲不振には六君子湯(43) …… 23
パール 15　子どもには五苓散(17) …… 24
パール 16　女性には当帰芍薬散(23) …… 25
パール 17　更年期障害もどきには加味逍遙散(24) …… 26
パール 18　僕の漢方　大柴胡湯(8)＋桂枝茯苓丸(25) …… 27
パール 19　漢方診療もパールの 1 つ …… 28
パール 20　古典もパールになる …… 29
パール 21　是非　漢方の臨床研究を …… 30

## 症候別　ジェネ★モダ漢方　樫尾明彦

1　冷え症 …… 32
2　上気道炎症状 …… 36
3　アレルギー性鼻炎/副鼻腔炎 …… 39
4　疲れやすい・だるい …… 42
5　かゆみ・発疹 …… 44
6　むくみ …… 46
7　食欲不振 …… 48

| 8 | 月経や妊娠に伴う症状 | 50 |
| 9 | 頭痛・頭が重い | 52 |
| 10 | 目が回る・ふらふらする | 54 |
| 11 | 腹痛・腹が張る・下痢・便秘 | 56 |
| 12 | 尿が近い・出にくい | 58 |
| 13 | 腰痛 | 60 |
| | おまけ★K先生との出会い | 61 |
| 14 | 足のしびれ | 62 |
| 15 | うつ・不安 | 64 |
| 16 | 夏ばて | 66 |
| 17 | 術後の回復 | 68 |
| 18 | 気管支喘息・COPD | 70 |
| 19 | ピンポイントで処方できる | 73 |
| 20 | 高齢者 | 77 |
| 21 | 小児 | 84 |
| 22 | 訪問診療 | 86 |
| 23 | 緩和ケア・終末期 | 89 |
| 24 | 番外編・自分で飲もう | 93 |

## 総合医の実体験　ジェネ★モダ漢方　　樫尾明彦

| 1 | 漢方との出会い | 96 |
| 2 | プライマリケアとの親和性 | 99 |
| 3 | ジェネ★モダ漢方の勉強法 | 100 |
| 4 | ジェネ★モダ漢方の意義 | 102 |
| 5 | 患者さんへの説明 | 104 |
| 6 | 患者さんからの質問 | 107 |
| 7 | 同僚からの質問 | 112 |
| 8 | 家庭医とは？ | 120 |
| 9 | 家庭医のコアコンピテンシー | 123 |

| おわりに | 130 |
| 参考文献 | 132 |
| 索引 | 133 |

# ジェネ★モダ漢方
# クリニカル・パール集

　クリニカル・パールは医療における，実臨床に役立つ相関をまとめたものです．そこに因果はありません．漢方は経験則の集大成です．生薬に幾ばくかの薬効があることに異論はないでしょう．疑えば試せば良いですね．その生薬を足し合わせたものが漢方薬です．漢方は生薬の足し算の結晶です．生薬を足して，効果を増し，新しい作用を作り出し，副作用を軽減しました．そんな相関の世界を西洋医学的治療で困ったときに，使ってみることは悪くない選択肢です．僕たち臨床医は患者を治したいだけですから．

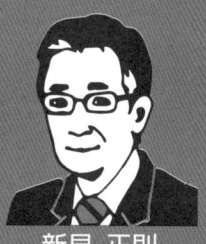

新見 正則

## パール 1　ジェネラリストには漢方は必須

> ▶「総合診療医は船長である．漢方は船長の好き嫌いに関わらず，各部署で使用されている．船長はその短所と長所を熟知していなければならない」

　ある製薬会社のアンケート調査によると，漢方を使用した経験がある医師は 95％ 以上と言われています．そんな数字を頭から信じることはむしろ馬鹿げています．アンケートに答えるということ自体で，母集団を代表していません．そして，だれかの外来の手伝いで，Do 処方として経験したものも含まれているかもしれません．

　しかし，昔に比べて，漢方が臨床現場で使用されていることはまちがいありません．総合診療医は船長です．いろいろな専門家の意見をまとめて，そして患者に必要な医療を，投薬を集約して行う必要があります．漢方薬が処方されていれば，その副作用や有効性を理解していなければ集約できません．

　よって，総合診療医として振る舞う以上，医師本人の好き嫌いとは関係なく，漢方薬を熟知していることが必要です．その範囲は保険適用漢方エキス剤で十分です．日本で西洋医が漢方を使用する魅力の１つが保険適用だからです．実は煎じ薬も保険が有効ですが，そこまで理解を広げる必要はありません．

　医者も処方しやすく，患者も飲みやすく，薬局も保管しやすい，保険適用漢方エキス剤を自由に操れるようになりましょう．総合診療がもっとたのしくなるから．

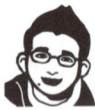

**Q** 漢方薬の名前を書けませんが，コツを教えて下さい．

**A** 漢字で書けるようになる必要はないよ．番号でまず覚えても大丈夫．ただ，読めるようにはなっておかないと，患者さんの前で，読み間違えたら恥ずかしいでしょ．

六君子湯❹❸「ろくくんしとう」じゃないよ．
牛車腎気丸❿❼「うしぐるまじんきがん」も間違い．

## パール 2

まずプラセボと思って

▶「実臨床にはプラセボが必要である．体には自然に治る力がある．そして心の病も時間経過で楽になる．プラセボ効果も捨てたものではない」

　2009年，ハンブルグのグループによるプラセボ効果に対する驚くべき研究が一流雑記Nueronに載りました．痛みの刺激に対してプラセボが有効でした．そしてこの有効性はナロキソンの投与で消失します．その上，fMRI（ファンクショナルMRI）で脳内からモルヒネ様物質が生産されていることも判明しました（Neuron 63, 533-543, 2009）．

　抗うつ薬であるSSRIなどの臨床研究からは，プラセボ群も実薬の7割近い効果を認めます．体に自然治癒力が有り，そして心の病は基本的には時間経過で解決することが多いとも言えます．

　漢方薬がプラセボとして使用しやすい理由は以下です．

　漢方薬は生薬の足し算ですから，いろいろな成分が含まれています．①極論すればなんでも治る可能性があります．ですから，処方する方も，まったくのプラセボと思わなくてもいいので，つまり薬効を期待することもできるので処方しやすいです．②そしてSSRIで典型的に見られるような依存症や離脱症状はありません．つまり気楽に使用可能です．③人によって効く漢方と効かない漢方があるので，それを選ぶことが楽しみです．レスポンダーとノンレスポンダーがあると理解すればわかりやすいです．④そして味やにおいが漢方にはあります．まったくの偽薬よりも少し不快な作用があるクスリの方がプラセボとしては有効です（ノシーボ効果）．⑤なにより薬価が安いですので，患者さんの負担にはなりません．

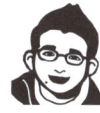

**Q** 漢方が嫌いな人はどう説得するのですか？

**A** 本人が拒否するのであれば，無理強いは禁物ですよ．プラセボ効果もそれではでませんからね．患者さんが本当に困っていれば，なんでも試しますよ．今回の相談はその程度のもんだと思えばいいですよね．最後に，もしも漢方を試したくなれば，また遠慮なく相談してくださいと言い添えればいいですよ．

## パール 3　　　　　　　　　　　　　　　　　　　　　　漢方は食事の延長

> ▶「漢方を食事の延長と思えば，副作用も，飲み方も理解しやすい．内服は食前が建前．そして漢方薬を多数内服すると，効かなくなる可能性がある」

　漢方薬は生薬の足し算です．そしてその生薬は内服して死亡するような危険なものは，今日の保険適用漢方エキス剤には含まれていません．山薬はヤマイモ，生姜はショウガ，陳皮はミカンの皮，山椒はサンショウです．これらは食べ物そのものですね．
　一方で麻黄は交感神経刺激薬であるエフェドリンを含有しています．附子は猛毒のトリカブトを減毒したものです．ちょっと食材としては似つかわしくないものも実は含まれているのですが，食事の延長と理解することが漢方の使用法を理解するにはわかりやすいです．唐辛子も食べ過ぎれば害になりますから，そんなイメージでもいいですね．
　まず，漢方は食前投与となっています．食事と一緒に内服すると，生薬の足し算やバランスが変わるからです．ですから，建前として，食前投与です．地黄などが胃に障るときは，敢えて食後の投与にすることもあります．また，食前の内服を忘れれば，食後に飲めばいいのです．
　漢方も副作用はあります．それも食事の延長と思っていればいいと思っています．漢方はOTCでも売っています．薬局で販売してもたいした危険がないと判断されているのです．でも副作用はあります．「何か起これば中止」と言い添えれば，基本的に安全です．

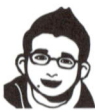
**Q** 昼は飲めないときがあるのですが，と言われたらどう説明しますか？

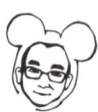
**A** 1日3回服用の漢方薬でも，2回でも結構効きます．また，1日2回内服となっている漢方薬を選んでも良いですね．漢方薬は不思議なことに，用量依存性がないこともあります．1日1回でも効くこともまれにあります．いろいろと患者さんと試せばいいのですよ．気楽にね．

## パール 4　　　　　　　　　　　　　　　　　　　　漢方は悩めば飲む

> ▶「漢方は食事の延長だ．気軽に自分でも飲む．気軽に処方する．つまり漢方は悩めば飲む．一方で西洋薬剤は悩めば処方しない．それが，安全で有益な使用法だ」

また，食事の延長ですから，悩めば飲むことが漢方の魅力と思っています．西洋薬剤は，しっかりしたクスリです．ですから西洋薬は悩めば飲まないスタンスが正しいと思っています．

そして漢方薬はそれ自体が生薬の足し算とバランスの結晶ですので，あまり多数を内服すると効かなくなります．おいしいラーメンとカレーと牛丼と一緒に食べたらまずそうですね．そんな説明を患者さんにはしています．

漢方薬を患者さんに処方する前に自分で飲んでみましょう．僕はだいたい全種類を内服してみました．漢方は食事の延長です．基本的に何も起きません．

気をつけるのは麻黄が入っている漢方薬で，これは飲み過ぎると，交感神経刺激作用が現れて，ドキドキ，ムカムカします．大黄は瀉下効果がありますから，飲み過ぎれば下痢になります．

どの漢方薬もまず，少量をお湯にでも溶いて，試飲してください．お湯に溶けば，味もにおいも強くなります．漢方薬はおいしいものが有効です．あまりにもまずいものは効きません．そんな漢方を飲むことでも，いろいろな人がいることを知ることができます．漢方にはレスポンダーとノンレスポンダーがあるのです．それを漢方医は「証」と言います．葛根湯証とは，葛根湯❶のレスポンダーと言い換えれば，通常理解可能です．

---

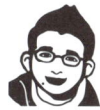
**Q** 漢方薬が余ってしまうのですが，なんて言われたらどう話しますか？

**A** 昔は，なんで飲まないんだと僕も憤慨した時期があるんだよ．でもね，最近はちょっと利口になって，「調子が良いから忘れるんですよ！」と言ってあげるんだ．そして，「確かにそうですね」となれば勝ちだよね．また「先生，良くなってないですよ」と言われれば，「しっかり飲んでください」と励ませば良いですよね．歳をとると知恵がつくね．

## パール 5　因果ではなく，相関を求めて

> ▶「漢方薬の経験知は相関関係の叡智．その漢方に因果を求めると，西洋医は一気に嫌いになる．因果は西洋医学的なもの」

　僕たちは因果を求める西洋医学を勉強してきました．因果とは病気の原因です．パスツールは1861年に自然発生説を否定する著作を出しました．塵が入らないように工夫した特別なフラスコ（白鳥の首フラスコ）を用意して，外気と遮断すると肉汁が腐らないことを発見しました．肉汁が腐るのは自然にではなくて，なにか原因があると結論したのです．そしてその後，病原菌がどんどんと見つかっていきます．

　原因が見つかると治療につながります．そして病原体に対しては抗生物質，抗ウイルス剤が20世紀に開発されました．因果を突き止めた医療の勝利です．でも因果の究明は大切で，研究としては本当に面白いですが，まだまだ因果が不明の病気はたくさんあります．精神疾患，膠原病，がん，動脈硬化，高血圧も実は未だに因果は不明と思っています．

　そんなときにわれわれは，相関を求めます．こんなクスリが効いた，こんな治療が有効であったなどという経験知です．そんな経験知を実は多くの領域で，西洋医学も使用しています．

　漢方は経験の叡智です．相関の叡智です．そして西洋医学的な因果はまったく求めていません．漢方の因果の説明は，仮想病理概念の羅列です．漢方の因果はまったく西洋医学的因果とはかみ合いません．もちろんそんな世界が好きな方は処方選択のヒントに漢方的な因果も，相関の1つとして理解すればいいのです．漢方には因果を求めず，患者を楽にする経験知の相関であると割り切れば，これほど役に立つクスリもありません．

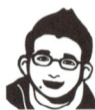

**Q**　じゃー，先生は生薬の薬理学的作用はどう思っているのですか？

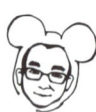

**A**　生薬の薬理学的作用の研究も大切だよね．ただ，生薬の素晴らしさや，生薬の中のある物質の作用だけを強調すると，それを単離して西洋薬にしたほうがいいよね．つまり，漢方が生薬の足し算の結晶だという大切な立ち位置を忘れると，自分の首を絞めることになるでしょ．西洋薬を開発した方がいいよね．

## パール 6 　　　　保険適用だから意味がある

> ▶「漢方薬は保険適用だから，総合診療医には必須なのだ．代替医療で西洋医学と併用して保険適用なのは漢方だけだから」

　世界中には，たくさんの西洋医学以外の治療法があります．そしてあるはずです．近代西洋医学が発達したのは19世紀から．その遙か昔から，人は生き，そして病気に罹ってきました．すこしでも病気から逃れたい，楽になりたいという知恵は，どこの世界にもあったはずです．では，なぜ，今漢方か？　答えは簡単で明瞭です．それは漢方が保険適用だからです．それ以上でも，それ以下でもありません．日本の医師免許があれば，基本的に漢方を保険で処方できます．

　他のすばらしい代替医療を黙殺するつもりは毛頭ありません．すばらしい代替医療が存在するとも思っているし，期待もしています．しかし，それが自費診療では使いにくいのです．今の日本の医療は，少なくとも健康に関する，病気に関する医療は，保険適用でなければ，扱いにくいでしょう．総合診療医の基本は保険医療でしょうから，漢方が自費診療では扱いにくいのです．

　漢方薬の毎月の薬代は3割負担で平均約1,000円です．西洋薬剤は，高価な内服薬を除いても，3割負担での毎月の薬代は約5,000円です．漢方は1/5です．そんな費用的にも安い漢方薬を試さない手はありません．

　鍼灸，ヨガ，インドの医学（アーユルヴェーダ），西洋のハーブなども有効かもしれません．でもそれらを，西洋医学を極めた総合診療医が学ぶのは，保険適用漢方エキス剤を習得した後で十分です．

**Q** 漢方薬はなんで保険適用になったのですか？

**A** そうなんだよね．今風の臨床試験を経ずに，超法規的に保険適用になったようなもんなんだ．30年以上前で，日本がまだまだ経済が好調で，余裕があったんだ．でも本当にすばらしい選択だったと思う．ただ，漢方のすばらしさを，多くの臨床医が理解しないと，現代に即した臨床試験をやれと言われかねないね．

## パール 7　経験こそが上達の近道

> ▶「症例報告はすべて嘘も書ける．さんざんいろいろな漢方を試したのに，最初から当たったとも書ける．腹診や脈診，舌診を有効処方から逆に初診所見に追記もできる．疑えば切りがない．信じるものは自分の経験のみ」

　西洋医が漢方を勉強し始めると，いろいろな先生の武勇伝を耳にします．すばらしい症例報告を目にします．最初から，漢方理論を駆使して，腹診，脈診，そして舌診所見から，漢方を選択し，そして困り果てた症例が治ったといったものです．そんな症例報告を目にすると，とても西洋医療に精魂傾けている身で，漢方を処方することはできないと落胆してしまいます．

　また，教える方も，「漢方には副作用があるから簡単に使うな」オーラを何気なく醸し出します．漢方の専門医としては，漢方は普及してもらいたいが，そう簡単に使ってもらっては困る雰囲気が漏れ出ます．初心者向けに教えているようでも，ついついハードルが上がるのです．

　漢方が好きになるまでは，人の経験を信じることを止めましょう．まず気軽に使ってみましょう．西洋医学的治療で困っている患者さんに，まずラムネと思って使ってみましょう．そして4週間後の経過を見ましょう．時間稼ぎには漢方は最適です．

　そして，漢方の魅力を体感できたら，漢方の長所を理解できたら，いろいろと処方選択のヒントを試してみましょう．最初から西洋医にとって胡散臭く映る漢方理論や漢方診療を学ぶと，脱落する人が増えます．そんな仮想病理概念が好きな人だけが，漢方使いになるのです．

　僕の希望は，総合診療医の先生方全員が，漢方が好きでも嫌いでも，漢方の短所と長所を体感することです．

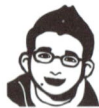

**Q** もっと臨床試験をやればいいのではないですか？

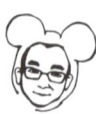

**A** 漢方は効く人と，効かない人がいるんだよね．僕はレスポンダーとノンレスポンダーがあると説明しているんだ．そしてその違いをサイエンスではまだ説明しきれていない．そんな状態で，ノンレスポンダーも含めて，臨床試験をしてもなかなか差がでないよね．でれば素晴らしいけれども，世の中的なエビデンスがなくても僕にとっては当たり前のことなんだよね．

## パール 8　　　　　　　　　　　　　　　　　　　患者の希望優先で

> ▶「漢方薬は患者と一緒に適切なものを探していけば良い．自分がこれはと思った漢方薬があっても，患者が他を希望すれば，それを処方する．そして，それが当たればものすごい勉強になる．自分では処方しないオプションが増えるのだから」

　外来の待合室に漢方の本を置いておくと，患者さんが進んで，漢方を希望することがあります．また，ネットからの情報で患者さんがあらかじめ自分の症状や訴えから，飲みたい漢方薬を決めてくるときがあります．

　そんなときは，僕は患者さんの希望を優先しています．昔は，自分の選ぶ処方と違うときは，一生懸命自分の正当性を主張してみました．ところが，漢方の経験も長くなると，とんでもない処方で患者さんの訴えが治ることを経験します．

　患者さんが自分とは異なった処方を希望することは，本当にありがたいのです．だって，自分ではまず処方しない漢方薬を試せるのだから．そして，無効なら，「今度は僕が選んだものを内服してみてください」と言い添えればいいのです．また，自分が処方しないような漢方薬を患者さんが希望して，そして有効であれば，そんな貴重な経験ができたことになります．

　漢方は経験の集積です．自分の考えだけやっていたのでは，とんでもない選択肢は生まれません．患者さんの言葉にも，ある意味喜んで耳を傾けましょう．

　そんな経験の集積で漢方は上達します．人の経験は嘘か本当か真偽不明です．自分が経験した摩訶不思議な経験は，まちがいない事実なのです．

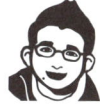
**Q**　漢方薬は不思議なことが起こりますよね．

**A**　そうよね．最近の僕の例では，越婢加朮湯㉘が不眠にいいといった人がいたよ．越婢加朮湯㉘は麻黄を最大量含む保険適用漢方エキス剤だよね．麻黄にはエフェドリンが含まれているので，興奮して眠れそうにないけれども，本人はあれが最高というんだよね．不思議だね．

## パール 9　　　　　　　　　　　　　　　　　　　　ラムネよりは香蘇散⑰

▶「実際の臨床でラムネを出すわけにはいかない．患者さんもそれでは納得しない．処方する方もラムネでは効かないという先入観がある．そんなときには香蘇散⑰を使ってみよう．香蘇散⑰は幅広くいろいろなものに効く．そんな体験を是非してもらいたい」

　香蘇散⑰の保険病名は，風邪の初期．これしかありません．もしも「慢性風邪症状」とでも保険病名を付けて，使用を認めてくれるのなら，香蘇散⑰は本当に守備範囲がひろい漢方薬です．

　僕たちは，保険医療の上で仕事をしています．保険の審査は地区ごとに異なります．漢方に理解がある先生がいれば，認めてくれるでしょう．いなければ，保険で査定されれば諦めましょう．

　漢方薬も保険病名に従って処方すべきです．僕たちは保険医だから．でも，保険病名の疾患や症状が含まれていれば，他の訴えや症状も治ることが漢方の魅力です．香蘇散⑰には気持ちを晴らす成分（香附子，蘇葉）も入っています．そしてもちろん風邪にも効きます．プラセボにはもってこいのクスリと思っています．

　なんとなく気持ちが晴れないときには，半夏厚朴湯⑯も効きます．こちらはたくさんの保険病名があります．香蘇散⑰が使用できないときは，半夏厚朴湯⑯をプラセボと思って使用してみてもよいです．半夏厚朴湯⑯の保険病名は，不安神経症，神経性胃炎，せき，不眠症などが含まれています．どれかは当てはまりそうです．

　なお，ラムネはプラセボの喩えで，僕は色とりどりのセロファンで包まれた錠剤型のお菓子をイメージしています．

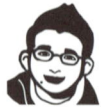

**Q** 香蘇散⑰の思い出，ありますか？

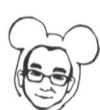

**A** イタリア人のオペラ歌手が来日時に疲れて千秋楽まで完遂できないとなぜか僕に相談に来たことがあるよ．「疲れ」をキーワードに補中益気湯㊶を処方したけれど皮疹が生じて飲めず，香蘇散⑰を処方したらうまくいった．
そして新国立劇場の千秋楽に夫婦で招待されたよ．

# パール 10

慢性疾患にはなんでも柴胡桂枝湯❿

▶「西洋医学的処置で軽快しないときに，柴胡桂枝湯❿はまずファーストオプションになる．ラムネと思って処方して，そして4週間の間に知恵を絞ろう．自分で勉強する．同僚と相談するなどなど．そんな処方方法でも結構楽になる患者さんも多い」

柴胡桂枝湯❿は困ったときの魔法のクスリと思っています．こじれた状態に使用する小柴胡湯❾と，虚弱者用のかぜ薬としても使える桂枝湯㊺を合わせたものです．

ちょっとした急性期にも，経過の長い慢性期にも使用できる成分が入っているので，イメージはしやすいですね．ただ何年も経過して，そして西洋医学的治療でまったく良くならない訴えが，柴胡桂枝湯❿を4週間投与したぐらいでなくなる訳がありません．

柴胡桂枝湯❿を困った慢性症状に処方するときは，「4週間後には，ちょっとでも良くなっていればいいですね．今まで全く西洋薬で治らなかったのですから，ちょっとの変化も楽しみにしてくださいね」とでも言えばいいです．プラセボ効果を引き出す一番大切な要素は，患者と医者の信頼関係です．

ともかく，治療のハードルを下げることを心がけましょう．僕たちが漢方を使用する機会の多くは，西洋医学的治療で限界がある場合です．そんなときに，治ることを目標にすれば，必ず負けると思っています．ちょっとよくなることの連続があれば，将来すばらしい軽快感につながります．

漢方を使いながら，患者さんを励まし，日常生活の改善を指導し，そしてお互いに満足できる状態を期待しましょう．短期間での過剰な期待をしなければ，漢方は相当役に立ちます．

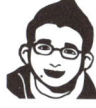

**Q** なんで柴胡桂枝湯❿を困ったときの切り札にしたのですか？

**A** たくさん本を読んで，幅広く効くことがありそうだと思ったんだ．もう1つは，大塚敬節先生の頻用処方が，柴胡桂枝湯❿，半夏瀉心湯⓮，八味地黄丸❼，大柴胡湯❽の4つ．そんなことも困ったときには柴胡桂枝湯❿とした理由だよ．柴胡剤はやっぱり万能薬だからね．その1つが柴胡桂枝湯❿でしょ．

## パール 11　訪問診療には真武湯㉚

▶「訪問診療には真武湯㉚，是非使ってみてください．お年寄りの特効薬です．元気になります．温まります．むくみが治ります．他の訴えも楽になるかもしれません．楽しんでください」

　真武湯㉚はお年寄りや冷え症の人の特効薬です．昔は，若くて元気な人の特効薬は葛根湯❶でした．落語の枕話にも何でも治る例として登場します．それぐらい幅広く葛根湯❶は有効であったという喩えです．

　この葛根湯❶のお年寄りバージョンが真武湯㉚です．真武湯㉚にはまず附子が入っています．附子は猛毒で有名なトリカブトを減毒したもので，鎮痛作用や温める作用があります．そしてむくみを取る生薬である茯苓や蒼朮が入っています．お年寄りには魅力的ですね．

　だって，お年寄りはあちこちが痛いと訴えて，体温は低めです．そしてややむくんでいる人も多いですね．万能薬と思って4週間処方してみてください．

　また，甘草は入っていません．甘草の飲み過ぎは，偽アルドステロン症になります．足がむくんで，血清カリウムが低下して，そして高血圧になります．お年寄りでは降圧剤を飲んでいる方が多いので，ちょっと嫌ですね．そんな心配をしないで真武湯㉚は処方できるのです．

　何か訴えるお年寄りに，処方で困ったら真武湯㉚を試してください．

---

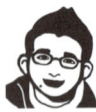
**Q** 葛根湯医者の枕話，教えてもらえますか？

**A** 僕がもっている落語のCDからのでいいかな．
葛根湯は，いろんな病に効くという．飲むと体が温まるそうだ．「おまえどうしたんだ？　どっか悪いのか？」「先生ね，あっしはあたま痛くてしょうがないんですよ」「それは頭痛だ．葛根湯あげるから，それおあがり」「あっしは，はらが痛いですよ」「それは腹痛だ．葛根湯あげるから，おあがり」「あっしは，あしが痛いんですよ」「それは足痛だ．葛根湯あげるから，おあがり」そして付き添いにも勧めた．（略）

## パール 12　　疲れには補中益気湯㊶

> ▶「漢方の魅力は乱暴な言い方をすれば何でも治ること．治したい主症状に対する漢方薬が思いつかなくても，別の切り口から治療できるということ．どんな主症状であろうが，患者さんが疲れを訴えれば補中益気湯㊶が候補になる」

　乱暴な言い方をすれば漢方薬はなんでも治せる可能性があります．漢方薬は生薬の足し算にて，そして生薬にはいろいろな薬効成分が入っているので，可能性があると言われれば，そんな気もしてきます．

　患者さんの訴えに応えられる漢方薬が思いつかない，またはたくさんの訴えをしてどれにしていいかわからない．そんなときに，疲れをキーワードに補中益気湯㊶を4週間処方してみましょう．4週間後に疲れがなんとなく楽になったと言われれば続行です．そして，いずれ症状は全体的に良くなっていきます．

　（朝鮮）人参と黄耆を含む漢方薬は参耆剤と呼ばれます．保険適用漢方エキス剤では，参耆剤は補中益気湯㊶，十全大補湯㊽，人参養栄湯⑩⑧，大防風湯�97，帰脾湯�65，加味帰脾湯⑬⑦，清暑益気湯⑬⑥，当帰湯⑩②，清心蓮子飲⑪，半夏白朮天麻湯㊲があります．

　患者さんにはユンケル黄帝液の漢方バージョンだよ，と説明しています．そして参耆剤の王様は補中益気湯㊶，なんとなく貧血っぽいときは十全大補湯㊽，めまいがあれば半夏白朮天麻湯㊲，肺病変が関連していれば人参養栄湯⑩⑧，リウマチ疾患もどきがあれば大防風湯�97，うつっぽい人には帰脾湯�65または加味帰脾湯⑬⑦，夏ばてには清暑益気湯⑬⑥，胸の痛みがあれば当帰湯⑩②，こんな処方選択のヒントでも結構喜ばれます．

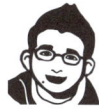
**Q** ユンケル黄帝液ってわかりやすいですね．

**A** そうだよね．患者さんにもわかりやすく説明しないとダメでしょ．やる気を出してもらうには，やっぱりプラセボ効果も大切でしょ．飲んでいるクスリが腑に落ちることも大切だよね．僕はそう思っているんだ．一方で，自分で飲んでみて有効性を体感することもいいよね．僕も疲れたら補中益気湯㊶を飲むよ．

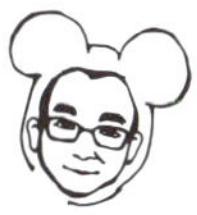

## パール 13　　うつ病もどきには加味帰脾湯⑬⑦

▶「うつ病もどき，つまりうつっぽい人には加味帰脾湯⑬⑦だ．心の病気は基本的に時間の経過が一番の治療だ．しっかり休むことが一番大切．そんなときにラムネのつもりで加味帰脾湯⑬⑦を使用すると，どう考えてもラムネよりも効いていると実感することがある」

　精神科や心療内科に紹介するまでもない，または本人が受診を希望しない患者さんはたくさんいます．そんなときに，時間を稼ぐ手段として，漢方薬は役に立ちます．

　本当のうつ病で，それも重症例ではSSRIなどの西洋薬剤が必要となります．でも西洋薬剤には副作用があります．また，SSRIの添付文書を見ると，実薬と偽薬の効果の差は，実は2〜3割です．実薬で10治れば，偽薬で7以上治っています．つまり，僕たちが思っているほどの効果はプラセボに比べてありません．

　そうであれば，比較的軽いうつ病や，うつ病もどきの患者さんにはプラセボでもいいと思って漢方薬を出すという選択肢もあります．そんなときには，加味帰脾湯⑬⑦を頻用しています．人には自然治癒力があります．そして心の病気では時間が症状を改善します．まず，加味帰脾湯⑬⑦を試してみてはどうでしょうか．

　SSRIは依存症や離脱症状があります．一方でプラセボとしても使えるような漢方薬です．離脱症状と依存症状はありません．ですから，気楽に処方すればいいのです．そんな漢方をコミュニケーションツールに使って，プラセボ効果をより効果的に出せるような工夫もしながら外来を行うのも楽しいですよ．

---

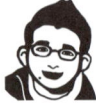

**Q** うつ病も先生が診るんですか？

**A** 昔は明らかに精神科的な病気は即依頼したんだ．でも漢方の有効性を体感したことと，精神科からの向精神薬の多量の投与でかえって病気が悪化する人を診て，僕がしばらく診ることも相当増えたんだよね．

## パール 14　食欲不振には六君子湯㊸

> ▶「漢方では胃腸が大切だ．胃腸が良くないと元気がない．食欲がないと訴えるときは，まず六君子湯㊸を処方して食生活を改善しよう．少々時間が掛かるかもしれないが，急がば回れだ．体重が増えて，筋肉量が増すと元気になる」

　六君子湯㊸は誰にでも効く訳ではありません．慢性に食欲がなく，痩せている人により有効です．胃癌の手術で，亜全摘手術や全摘手術を施行された人にはファーストチョイスで使用しています．そんな胃の手術後の人のイメージを持ってもらうと有効な人がわかりやすいと思います．

　もちろん大柄でも効く人はいます．頓服で効く人もいます．これは確率の問題です．漢方は相関の知恵です．そんな確率の知恵も，実際に自分で使用して，切れ味や，有効性や，有効な人を体感してもらいたいのです．

　六君子湯㊸には胃に障る生薬はほとんど入っていません．しかし，本当に華奢な人は六君子湯㊸も胃にもたれると訴えます．そんなときは六君子湯㊸から陳皮と半夏を抜いた四君子湯㉘なら飲める人がいます．

　不妊治療の漢方薬のファーストチョイスは当帰芍薬散㉓です．その当帰芍薬散㉓がまれに胃にもたれることがあります．そんなときは，六君子湯㊸や四君子湯㉘を半年から1年飲んでもらって，それから当帰芍薬散㉓に変更すると妊娠することがあります．これも漢方の経験則の知恵です．西洋医学的な不妊治療と平行して飲めば良いのです．漢方だけで不妊治療を頑張るのは，年齢が相当若いときだけにしましょう．

**Q** 漢方しか出さないのですか？

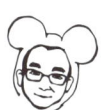
**A**　僕たちは西洋医だからね．漢方がいいときは漢方だけれど，もちろん西洋薬も処方するよ．そして西洋薬も漢方的なクスリが登場してきたよね．六君子湯㊸的な消化器症状の人には新しい西洋薬もいいかなと思っている．ただ，漢方薬はいろいろ他の症状が治ることが魅力．そんな点は純物である西洋薬には期待ができないね．

## パール 15　　　　　　　　　　　　　　　　子どもには五苓散⑰

> ▶「子どもの漢方薬を2つと言われれば，五苓散⑰と小建中湯㊿．もう1つ加えれば麻黄湯㉗．子どもにはプラセボが結構効く．プラセボ的には五苓散⑰は最高．乗り物酔いにもいい」

　子どもの漢方薬と言われれば，五苓散⑰，小建中湯㊿，麻黄湯㉗の3つです．麻黄湯㉗は発熱時の頓服です．子どもの量は，小学生は1/2，幼稚園は1/3，そしてそれ未満は1/4ですが，アバウトです．麻黄湯㉗は麻黄剤でエフェドリンを含むので，あまりにも虚弱な子では，心臓を感じたり，胃もたれがします．そんなときは五苓散⑰を使用します．
　つまり，五苓散⑰と小建中湯㊿でも十分です．小建中湯㊿は虚弱な子には気長に飲ませます．また虚弱児のように感じるとき，つまりいつもは元気なのに，学校に行きたくないとか，お腹が痛いとか言うときに小建中湯㊿を頓服で飲ませても効きます．
　それ以外は五苓散⑰です．子どもの風邪，腹痛，乗り物酔い，吐き気，めまいなどに効きます．子どもで困れば，プラセボと思って五苓散⑰を飲ませれば結構有効です．
　乗り物酔いなどは，五苓散⑰を「バスに乗る30分前に飲むと，すごく楽になるよ」と言い含めれば，大体有効です．五苓散⑰には飲み過ぎて困る生薬は含まれていないので，頻回に内服させても大丈夫です．

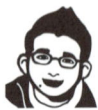

**Q** 子どもが飲んでくれないときはどうするのですか？

**A** 物心つく前から飲ませると，漢方嫌いにならないね．ゼリーなどに絡ませて飲ませると飲んでくれるよ．ある程度大きくなれば，親がしっかりと飲ませることも必要だね．そして，幼稚園の年長ぐらいになれば，自分の症状が漢方で治ると知ると，どんなに飲みにくくても飲んでくれるよね．

## パール 16　　　　　　　　　　　　　　女性には当帰芍薬散㉓

▶「女性が何かを訴えれば，ともかく当帰芍薬散㉓を出す．そして生理，妊娠，出産で増悪する症状にも当帰芍薬散㉓が有効なことがある．不思議によく効く薬だ．女性の妙薬といわれる」

　漢方は乱暴な言い方をすれば何でも治せる可能性があります．そして当帰芍薬散㉓は女性の訴えに，ともかく有効な可能性が高いのです．生理痛，月経前症候群，冷え症，更年期障害，不妊症，習慣性流産などにも有効です．
　婦人科疾患に対応するのであれば，他に桂枝茯苓丸㉕と加味逍遙散㉔があれば大抵困りません．当帰芍薬散㉓は華奢な人向きで，桂枝茯苓丸㉕はがっちりタイプに有効と言われますが，無効なときは今まで使っていない方を試しましょう．
　当帰芍薬散㉓は不妊や習慣性流産の治療薬でもあります．ところが，妊婦に対する安全性は不明と記載されています．漢方薬は何にでも効く可能性がある反面，なんでも起こる可能性もあります．しかし，保険適用漢方エキス剤で，今まで早流産した報告はありません．妊婦に対して過去の副作用報告上は安心ですが，添付文書上は要注意ということです．

---

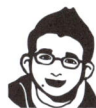

**Q** 当帰芍薬散㉓の著効例を教えて下さい．

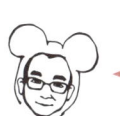

**A** 症例モダン・カンポウから引用しましょう．
30代女性紫斑病．大学病院の皮膚科に3年間通院．原因不明の紫斑病と診断され，体全体に生じる．
いろいろとお話を聞いていると，生理時に悪化することがわかった．
そこで当帰芍薬散㉓を処方．
1ヵ月で少しよくなり，1年後には出現しなくなった．

## パール 17　　　　　　　　　　　　　更年期障害もどきには加味逍遙散㉔

▶「更年期障害には，加味逍遙散㉔がファーストチョイスだ．そして自律神経失調症と他院で言われている人にも有効だ．そして男性にも結構効く．家内の更年期障害と同じ症状だと訴える男性には，即加味逍遙散㉔を使う」

　女性の３大処方は，当帰芍薬散㉓と桂枝茯苓丸㉕，そして加味逍遙散㉔です．加味逍遙散㉔は更年期障害もどきに効きます．もどきですので閉経と関係なくてもいいのです．つまり男性でも有効です．

　ともかく，女性で困れば当帰芍薬散㉓，桂枝茯苓丸㉕，そして加味逍遙散㉔を順に試しましょう．順不同で結構です．また，桂枝茯苓丸㉕よりもがっちりタイプの人には桃核承気湯㉛が効きます．桃核承気湯㉛には大黄が含まれていますので，下痢傾向になります．

　更年期障害もどきとは，訴えがいろいろで終わらない．とりとめもない話をする．椅子を医者の方に近づける．メモが小さい字で細々と記載してある，などもヒントになります．

　婦人科疾患も４週間で完全に治ることは少なく，４週間投与して，少しでも有効であれば続行です．ともかく治すよりも楽にすることを試みましょう．治すために，折角効いている漢方薬をころころ変更すると，いろいろな処方がある漢方薬と言えども，処方するものがなくなります．少々の治った感を大切にしましょう．それもプラセボ効果と同じく，患者と医者の信頼感で成り立っています．

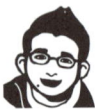

**Q** 再診の時期と継続はどうやって判断しますか？

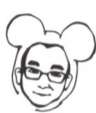

**A** 西洋医学で治らない訴えに対処するときは，４週間と決めてます．勿論患者が希望すれば７日後にも診るけれども，そのときは不快な作用がないかのチェックのため．４週後に少しでも良くなっていれば続行．不変でも，なにか他の症状が改善していれば続行．少し良いけれども，もっといいクスリはないですかと言われても続行．だって，今まで治らなかった症状が少しでも良いならクスリを変える必要はないよ．

# パール 18　　僕の漢方　大柴胡湯❽＋桂枝茯苓丸㉕

▶「漢方は単剤処方が基本だ．しかし相性の良い組み合わせもある．大柴胡湯❽と桂枝茯苓丸㉕もその1つ．がっちりタイプの慢性の訴えの多くが治ることもある．僕が長年飲み続けている処方だ」

　漢方薬は生薬の足し算の結晶にて，闇雲に複数処方すると効かなくなることがあります．しかし，経験的に相性の良い組み合わせもわかっています．その1つがこれ．大柴胡湯❽＋桂枝茯苓丸㉕です．

　漢方的には柴胡剤＋駆瘀血剤という組み合わせですが，そんな言葉が嫌な人は，最初は頭からこの組み合わせを覚えましょう．これはがっちりタイプ用です．一方で華奢タイプ用には，小柴胡湯❾＋当帰芍薬散㉓を使用します．

　僕に漢方を教えて下さる松田邦夫先生の師匠は大塚敬節先生．その師匠が湯本求真先生で，その昔，東京の田端で開業していました．その湯本先生が，慢性疾患のどんな患者がきても，まずがっちりタイプであれば大柴胡湯❽＋桂枝茯苓丸㉕を，華奢であれば小柴胡湯❾＋当帰芍薬散㉓を処方したと言われています．

　へそ曲がりの僕が簡単に信じるわけがありません．そこで自分で試しました．すると，熟眠感が増し，便通がよくなりました．そしてしばらく続けると，痩せてきて，後頭部の薄毛が治り，花粉症が軽くなり，最後には手術を覚悟していたイボ痔がほぼなくなりました．この漢方薬のお陰で，松田邦夫先生にお会いするまで，なんとか漢方嫌いにならなかったのです．

---

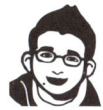

**Q**　良薬口に苦しは本当ですか？

**A**　違うようだよ．まずおいしいというクスリは効くよね．片頭痛に呉茱萸湯㉛を出すときなど，呉茱萸湯㉛がおいしいと言われると，4週間で効かなくてもしばらく飲んでもらうんだ．6ヵ月ぐらい飲むと片頭痛の頻度が減ってくる．まずくても飲めると言うひとも問題なし．問題はまずくて，まずくて飲めないと言うときは，まず無効と思った方がいい．

## パール 19　　　漢方診察もパールの1つ

▶「漢方の処方選択の知恵の1つが漢方診察だ．腹診・脈診・舌診など．西洋医からすれば意味不明だ．でもそこには経験がある．使ってみるのも悪くはない．漢方的なパールと思えばいい」

　ティアニー先生のベスト・パール（医学書院）の中に，「慢性閉塞性肺疾患の患者にばち指を認めたら，胸部CTスキャンを撮りなさい．肺癌が診断である」というものがあります．ティアニー先生はクリニカル・パールの啓蒙者です．そのフレーズの1つです．ばち指は慢性閉塞性肺疾患では見られないという経験知です．その理由は不明です．因果は不明ということです．しかし，相関は見られます．だからこそクリニカル・パールになるのです．

　漢方の腹診・脈診・舌診も意味がわからないと思い込んで敬遠するよりも，「ばち指」のようなものだとイメージして，診断や処方選択に利用すればいいのです．僕たち西洋医学の世界でも因果を求めず，相関をヒントにしていることは実はたくさんあります．

　腹診・脈診・舌診と思うから食わず嫌いになります．いっそ，これらも漢方的なパール，昔の人の経験知だとして扱えばいいのです．僕たちは毎日の実臨床のために，役に立つことを，いいとこ取りすればいいのです．患者さんに役に立つことは，頭から疑う前に，ちょっとやってみましょう．

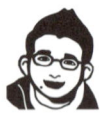

**Q** お腹は診ないんですか？

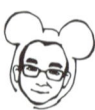

**A** だって，こんなにたくさん患者さんが来るんだよ．全員診たら時間がなくなる．昔は練習と思ってたくさんのお腹を診たよ．そして次にお腹を診なくてもどれぐらい処方選択が当たるのだろうと思った時期があって，一切診なくしたんだ．いまは，困れば診ることにしている．僕は腹診をして処方選択が替わる可能性は1割だよ．

## パール 20　　　　　　　　　　　　　　　　　古典もパールになる

▶「漢方は経験知の集積だ．その知恵は古典にある．しかし，古典にすべて事実が書いてある訳がない．一子相伝として処方は秘宝にした時代だ．古典はすべて真実だと思うことに無理がある．でもその中から現在の医療に役立つものを探せば良い．それがパールになる」

　古典を読むのも，漢方を好きになった後であれば，楽しい．たくさんのパールがあるから．しかし，漢方を好きになる前に古典を読むと，多くの西洋医は漢方嫌いになります．少なくとも僕はそうでした．

　実際に患者さんに保険適用漢方エキス剤を使用して，そして漢方の欠点や長所を体感してから，ゆっくり読めばいいのです．それで十分です．

　もしも古典を読もうと思うのなら，新しいものから古いものに向かおう．拙著の「飛訳モダン・カンポウ蕉窓雑話」（新興医学出版社）も是非読んでください．その後，浅田宗伯の「勿誤薬室方函口訣」，尾台榕堂の「類聚方広義」，そして「傷寒論」，「金匱要略」などをゆっくり読めば良い．

　現在の臨床にも役に立つことが，実は結構含まれています．蕉窓雑話には，江戸時代の名医である和田東郭が実際に行った患者さんとの微妙なやりとりも書かれています．患者さんとどう接するかのパールが満載です．

　一方で，古典を読まなくても，漢方診療ができなくても，しなくても，処方選択は結構できます．そして患者さんは結構楽になります．人それぞれの立ち位置で漢方を処方すれば良いのです．その立ち位置に良い悪いはありません．僕たちは患者さんを治したい，楽になってもらいたいだけですから．

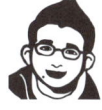

**Q**　古典っておもしろいですか？

**A**　つまらいかな，最初は．だから最初から古典を読むと，漢方が嫌いになるよね．ある程度漢方が好きになってから，漢方の有効性を体感してから古典は読んだ方がいいね．蕉窓雑話は面白いよ．だから，現代語訳にしたんだ．是非読んでみてね．

## パール 21　是非 漢方の臨床研究を

▶「漢方をラムネ感覚で使用することは大切なメッセージの1つだ．しかし，ラムネよりも明らかに効いていると実感することがある．そんな症例を是非共有しよう．総合診療医の中での共有財産にするのだ」

　漢方が好きになると，本当に臨床が楽しくなります．いろいろな訴えに漢方がやっぱり効いていることを経験するからです．そんなときには是非臨床研究をしましょう．

　臨床研究というと敷居が高いですが，まず症例報告です．他の総合診療医を説得するには，漢方的な診察や理論は不要です．それらが処方選択にとって必須であれば，もちろん提示しますが，処方選択に不要であれば，敢えて載せる必要はありません．大切なことは，漢方診療（A）と一緒に西洋医学的治療（B）を開始していないことです．それでは，AとBのどちらが効いたのかわかりません．くれぐれも，Bでは無効であった状態に，Bを継続しながらAを加えたから病状が良くなったという論旨にしてください．

　そして，同じような経験をすれば，複数例を集めることも楽しいです．ともかく，総合診療医の目線から漢方の有効性を論じなければ意味がありません．漢方の専門医の立ち位置とは違う処方選択方法で，使用方法でいいのです．

　僕たちは患者さんをよくしたいだけです．そんな情報を共有するにあたって，漢方の呪縛に縛られる必要はありません．自信を持って，自分たちの学会で，研究会で発表しましょう．そして知恵を総合診療医の間で共有しましょう．

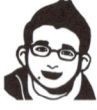
**Q** 臨床研究はどこに発表すればいいですか？

**A** 漢方の学会で発表しなくてもいいよ．西洋医学の学会で発表した方がいい．西洋医を説得できなければ意味がない．僕たちは西洋医だからね．西洋医学の中での保険適用漢方エキス剤の有効な利用方法を議論することがなにより大切だよね．

# 症候別
## ジェネ★モダ漢方

　西洋医学で確立された治療法がない，もしくは器質的な原因がない場合に，使える駒の一つとして，漢方は心強い味方になります．風邪やこむら返りなど漢方を得意とする症状の他にも，漢方がファーストチョイスとなる症状を中心にまとめてみたいと思います．
　西洋医学的な治療手段がある場合は，併記しています．
　ただし，プライマリケアで扱う症状を主に記載したため，救急外来での対応については不足する点もあり，成書を参照されることをお勧めします．

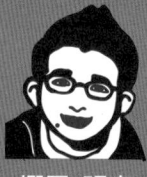

樫尾　明彦

# 1 冷え症

**西洋医学では**

甲状腺機能低下症や低血圧，貧血，血管疾患などの器質的な原因がなければ，西洋医学的な治療手段は確立されたものはまだありません．

**冷えの漢方薬**

- 末梢循環不全型（末梢の冷えで凍瘡があれば） ➡ 当帰四逆加呉茱萸生姜湯 ㊳
- 下半身の冷え ➡ 牛車腎気丸 ⑩⑦ or 八味地黄丸 ❼
- 心窩部の冷え ➡ 人参湯 ㉜
- 下腹部の冷え ➡ 真武湯 ㉚
- 冷えのぼせ（下半身は冷えて上半身はほてる）➡ 加味逍遙散 ㉔
- 月経周期に伴う冷え ➡ 当帰芍薬散 ㉓

＊基本の飲み方　1日2〜3回　飲める範囲で

**漢方**　冷え症の治療は，漢方の得意分野です

　その他，葛根湯 ❶ や補中益気湯 ㊶ など，身体を温める生薬が含まれている処方の場合，冷え症を治す以外の漢方で，冬の冷えが緩和される，凍瘡ができにくいなどの経験をします．また，牛車腎気丸 ⑩⑦ と八味地黄丸 ❼ の使い分けに関しては，牛車腎気丸 ⑩⑦ の構成生薬は，八味地黄丸 ❼ に比べて，身体を温める作用のある生薬の「附子」の量が多く，消化器症状をきたしうる「地黄」が少ないため，私は主に牛車腎気丸 ⑩⑦ を処方しますが，八味地黄丸 ❼ はOTCなどでも入手しやすく，患者さんの中では馴染みのある処方でもあり，希望により八味地黄丸 ❼ を選択することもあります．

**CASE 1**　30代女性　主訴：凍瘡

　元来，四肢末梢の冷えが強く，幼少時から冬季には毎年凍瘡を繰り返し，トコフェノールニコチン酸（ユベラ®）内服や外用による治療を受けていたが，改善に乏しかった．四肢末梢の冷えと凍瘡に対し，当帰四逆加呉茱萸生姜湯 ㊳ を朝昼夕3回各1包食前内服で開始したところ，4週間で改善を認め，現在も毎年冬季に内服して，凍瘡を認めなくなった．

**解説**　キーワードで処方して著効した症例です．冷え症の患者さんには，日常生活から身体を

温めてもらうようにアドバイスしています．高齢の患者さんは夏でも1枚多めに着ているので，腹部を触っても温かく感じることが多いです．若い患者さんでは，腹部も冷えていることが比較的多いと感じます．冷えが悩みであれば，冬に限らず，冷たい食べ物や氷の入った飲料は避けたり，特に後頸部や腹部などは冷やさない工夫が必要です．

## 漢方 寒冷により増強する疼痛の漢方薬治療

### 西洋医学では

疼痛にはNSAIDsなどの解熱鎮痛薬が処方されますが，急性期には炎症を伴うことが多いため，有効であることが多いです．

### 寒冷で増強する疼痛の漢方薬

- 坐骨神経痛や腰痛 ➡ 牛車腎気丸⑩
  （牛車腎気丸⑩の地黄で消化器症状あれば，桂枝加朮附湯⑱）
- 膝関節痛 ➡ 防已黄耆湯⑳
- 上肢痛 ➡ 葛根湯❶＋桂枝加朮附湯⑱ （≒葛根加朮附湯）
- こむら返り ➡ 芍薬甘草湯㊻ ＊1日1回＋頓服

＊基本の飲み方　1日2～3回　飲める範囲で

## 漢方 慢性期の「寒冷により増強する」疼痛には，温める作用のある漢方薬が有効

牛車腎気丸⑩，桂枝加朮附湯⑱，真武湯㉚に含まれている生薬の「附子」は，単独でも処方が可能です．附子を加える場合には，1日計1.5 g程度から漸増（0.5～1 gずつ増量）していき，1日計3～4 g程度までは安全に使用できます．附子による副作用出現時には，増量する前の量に戻す必要があり，その点は患者さんにもあらかじめ伝えておきます．また，上記処方以外でも，凍瘡に処方した当帰四逆加呉茱萸生姜湯㊳で，寒冷で増強する慢性胸痛が改善した例や，当帰芍薬散㉓で冷えも月経困難症も改善した例もあり，寒冷により増強する疼痛には，漢方も治療の選択肢となります．

## CASE 2　70代女性　主訴：両側上腕の疼痛

半年以上続く両側上腕の疼痛があり，近医整形外科でNSAIDsやプレガバリン（リリカ®）を処方されたが改善せず，総合病院で頭部と頸部MRI検査を施行．大きな異常はなく，他院を紹介された．そこでステロイド内服開始になり，疼痛はやや軽減したが，鎮痛薬に加えて，PPIやビスホスフォネート，ベンゾジアゼピン系薬剤など処方が増え，それでも特に冷えると両側上腕の疼痛が増悪するため受診した．

寒冷で増悪する上肢の疼痛であり，葛根湯❶＋桂枝加朮附湯⓲を朝夕2回各2包食前内服で開始したところ，2週間で疼痛が改善し，他院でのステロイド処方は減量，その後中止となった．それに伴い，PPIやビスホスフォネートも中止，ベンゾジアゼピン内服も不要となり，他院通院は，通院先の医師の判断で中止となり，現在は漢方薬内服のみとなっている．

**解説** 葛根加朮附湯は，メーカーによってエキス剤もありますが，今回，近隣の薬局では採用されておらず，葛根湯❶＋桂枝加朮附湯⓲の組み合わせで処方しました．桂枝加朮附湯⓲には附子が含まれ，葛根湯❶も温める処方であるため，寒冷により増強する上肢痛に適した処方と考えます．この患者さんは疼痛に対し，ステロイドを含め，複数の処方を内服されていましたが，身体の冷えの訴えがあり，温める作用のある漢方薬が著効したと考えられます．その後，疼痛が改善したため，内服を減量しましたが疼痛が再燃し，現在も1日2回で内服を継続しています．

## CASE 3　80代女性　主訴：両側の膝関節痛

当院と近医整形外科併診中で，整形外科では変形性膝関節症の内服治療と膝関節注射を継続している．同院で施行した膝関節の単純X線写真では，手術適応は高くないとされているが，特に冬になると両膝ともうずいて，階段の昇降がつらくなる．

疼痛部位を触診し，変形はあるが熱感や腫脹はなく，寒冷により増強する膝関節痛であり，防已黄耆湯⓴を朝夕2回各1包食前内服で開始したところ，4週間で痛みは完全には消えないものの，長時間歩行や階段の昇降が可能になった．その後は，疼痛の程度で，内服量を自己調整し，不足すれば処方することとしている．

**解説** 防已黄耆湯⓴には，防已や黄耆，蒼朮など，水分代謝を改善させる生薬が含まれており，水分のアンバランスを整えることで冷えを改善し（濡れたタオルの方が乾いているものよりも，冷えた環境に放置するとより冷たくなります），整形外科で膝関節に貯留する関節液を穿刺して抜いているような，特に女性の膝関節痛に適応があるとされます．

この患者さんは，その後同じく膝関節痛を持つ近隣の友人にも漢方を勧めていただき，ご紹介で何人か同じ処方を希望されて患者さんが受診しました．防已黄耆湯⓴が有効だったのはそのうち一部の方のみで，他の方は別の漢方薬の適応となったり，膝の単純X線写真上，手術適用と考えて，整形外科を紹介した方もいました．

## CASE 4　60代男性　主訴：寒冷による背部痛

糖尿病や高血圧で他院内科通院中で，内科主治医に「寒冷による背部痛」を相談したところ，胸部X線写真や心電図（安静時・運動負荷），採血を施行し，いずれも異常がないため，西洋医学的には経過観察とされて，当院を受診した．背部だけでなく四肢の冷えや冬は凍瘡も認めるため，冷たいものの摂取を控えるように勧めて，当帰四逆加呉茱萸生姜

湯㊳を開始したが，6週間内服にても目立った変化はなかった．牛車腎気丸⑰朝夕2回各1包食前内服に変更したところ，冷えは感じるものの疼痛は改善傾向となり内服継続した．しかし，冬を迎えて，寒冷による背部痛が再燃したため，牛車腎気丸⑰を1日3包に増量するか，附子剤追加を提案した．昼は仕事で内服できないこともあるため，附子剤1gを1日2回分服で追加したところ，3週間で冷えも背部痛も改善傾向となった．附子による副作用も認めず，例年の冬よりも重ね着をしなくてすむようになったとのことで，牛車腎気丸⑰朝夕2回各1包食前内服，附子は1日1gを半分ずつで内服継続している．

**解説** 　当帰四逆加呉茱萸生姜湯㊳には附子は含まれません．この患者さんは，牛車腎気丸⑰や附子で改善した経過から，附子が効果を認めた症例と考えます．附子の原材料（トリカブトの根）を聞いて，附子の追加前は驚かれていましたが，「すでに内服している牛車腎気丸⑰にも附子は含まれ，身体を温める生薬である附子をオーダーメード的に追加する」と説明して，内服していただきました．牛車腎気丸⑰2包＋附子1gで，附子の1日量はおおよそ計1.7gです．もし気温のさらなる低下などで冷えの再燃があれば，さらに附子1gは追加して効果や副作用が出ないか判断したいと考えています．

**Q** 1番から138番まで全部覚えた方が良いですか？

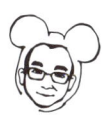

**A** 上達する方法の1つは，1度は大量の暗記をすることだよ．
ツムラの保険適用漢方エキス剤は128種類．他のメーカーもそれ以外に約20種類の保険適用漢方エキス剤を出している．全部覚えても約150種類．それぐらいは1度は暗記してみよう．でもすぐに忘れるよ．でも大切なんだ．

# 2 上気道炎症状

## 西洋医学的では

| 症　状 | 所見・検査 | 対症療法 |
| --- | --- | --- |
| 咳，鼻汁や咽頭痛などが同時に同程度に発症する | 咽頭発赤，咽頭後壁リンパ濾胞の腫脹 | 咳に鎮咳薬，鼻汁に抗アレルギー薬，発熱や頭痛・咽頭痛に解熱鎮痛薬 |

## 上気道炎症状の漢方薬

**★初期（罹患直後から，2〜3 日）**

◉発汗なし，麻黄（まおう）がしっかり飲める ➡麻黄湯（まおうとう）(27)
◉発汗なし，麻黄（まおう）がまあまあ飲める ➡葛根湯（かっこんとう）(1)
◉発汗の有無によらず麻黄（まおう）がなんとか飲める ➡麻黄附子細辛湯（まおうぶしさいしんとう）(127)

◉発汗あり，麻黄（まおう）が飲めない ➡桂枝湯（けいしとう）(45) or 香蘇散（こうそさん）(70)

**★中期以降（罹患して 4〜5 日以上経過）**

◉麻黄（まおう）が飲める ➡麻杏甘石湯（まきょうかんせきとう）(55)
◉麻黄（まおう）が飲めない ➡柴胡桂枝湯（さいこけいしとう）(10) or 参蘇飲（じんそいん）(66)

**★その他，症状にピンポイントに**

◉乾性咳嗽 ➡麦門冬湯（ばくもんどうとう）(29)
◉湿性咳嗽 ➡清肺湯（せいはいとう）(90)
◉鼻汁 ➡小青竜湯（しょうせいりゅうとう）(19)
（麻黄（まおう）が飲めなければ，苓甘姜味辛夏仁湯（りょうかんきょうみしんげにんとう）(119)）
◉咽頭痛 ➡桔梗湯（ききょうとう）(138)（冷やして飲む）
◉副鼻腔炎 ➡葛根湯加川芎辛夷（かっこんとうかせんきゅうしんい）(2)
（麻黄（まおう）が飲めなければ，辛夷清肺湯（しんいせいはいとう）(104)）
◉上気道炎後の体力低下 ➡補中益気湯（ほちゅうえっきとう）(41)

＊基本の飲み方　1 日 2〜3 回　飲める範囲で

### 漢方 上気道炎の漢方薬治療の特徴は，「単剤投与」が基本

　西洋医学では，細菌感染がなければ，抗菌薬投与は推奨されず，解熱剤や鎮咳薬，去痰剤などの対症療法が主となります．症状が複数ある場合には，総合感冒薬もしくは，各症状に対しての処方になりますが，総合感冒薬は眠くなる作用があり，各症状に対しての処方だと薬の種類は症状ごとに増えていきます．

　発熱，咳嗽，痰，鼻汁など各症状に西洋薬を追加していくと，複数の処方になっていきます．既に定期処方がある場合には，1週間以内でも処方がいくつも増えることは，あまり望ましくないと考えると，上気道炎の漢方薬治療は，内服をそれほど増やさずにすむという点でも意義が大きいでしょう．

### 漢方 麻黄が飲めるか？

　まず，生薬の「麻黄が飲めるか」どうかで処方の選択を決める方法です．これは上気道炎で「発汗」があるかにも関係しています．熱がこもって発汗がなければ麻黄が飲めて，すでに発汗していれば麻黄による副作用が出る可能性があり，麻黄の減量または中止が無難と考えられます．麻黄が飲める場合には，内服して身体が温まる感覚や内服後に発汗や排尿がありすっきりするなどの変化が起き，麻黄が飲めない場合には，交感神経刺激作用が強すぎる反応（動悸，頻脈，尿閉：前立腺肥大症があれば要注意）などが起こり，麻黄の入っていない漢方薬を選択します．

### 漢方 改善しない上気道炎こそ漢方を TRY！

　また，一部でみられる，改善しない上気道炎に対する抗菌薬の（不適正）使用ですが，抗菌薬使用に関して複数の文献が警鐘を鳴らしているように，抗菌薬は，鎮咳薬でも解熱薬でもなく，特に高齢者では，抗菌薬によって腸内細菌に影響が及んで消化器症状を起こすなど，かえって有害な作用もあり，お勧めできません．

　上気道炎の漢方処方は，開始して2〜3日で効果や内服可能かが判定できるので，処方も1週間以内とし，その後の経過を追うことが大切です．また，同じ人でも，身体の状態により，麻黄が飲めたり飲めなかったりすることも興味深いです．私は，普段は，葛根湯❶と麻黄附子細辛湯❿は内服可能で，麻黄湯㉗は苦すぎてなかなか飲めませんが，発熱して発汗がない場合には，一時的に麻黄湯㉗も内服可能になります．そして，一般的には，元来健康な小児では，麻黄がしっかり飲めることが多く，高齢になればだんだん麻黄が飲めなくなってくる傾向があります．

　さらに漢方薬治療の特徴として，上気道炎罹患後に，発熱もなく咳嗽や鼻汁も改善傾向であるが，倦怠感が残ったり食欲が完全には回復していない場合に，適応となるのが補中益気湯㊶です．この状態では，西洋医学的治療では対症療法以外の治療薬はないため，漢方薬の効果を実感できる好機と言えます．

## CASE 5　30代男性　主訴：発熱・全身倦怠感

当日午前中から熱感あり，診察時39度台の発熱と全身倦怠感あり．発汗なく，麻黄湯㉗を1包温かい湯に溶かして飲んだところ，30分ほどで透明な尿が大量に出て，目の前の霧が晴れる感覚があった．その後も発汗なく，4時間おきに翌日朝までに麻黄湯㉗を計3回温かい湯に溶かして飲んだ．朝にかけては発汗あり，37度台に解熱したため，翌朝，麻黄附子細辛湯(127)に変更し，昼前には平熱（36℃台）に戻り，倦怠感も改善した．

**解説**

これは私自身の発熱のときの対応です．普段は上気道炎には麻黄附子細辛湯(127)を内服しており麻黄湯は苦味が強くて飲めませんが，このときは，西洋医学的診察所見は咽頭軽度発赤以外に異常はなかったものの，発熱と倦怠感が著明で，発汗がなく，一時的に麻黄湯㉗が飲める時期だったと考えられます．実際，3回内服した麻黄湯㉗はさほど苦味もなく飲めましたし，排尿や発汗で徐々に症状が改善していく経過を，身をもって経験することができました．発汗があったり解熱すれば，麻黄湯㉗の適応の時期は過ぎたと考えられます．自分の感冒の万能薬である麻黄附子細辛湯(127)内服を再開して，発症から1日以内に，発熱や全身倦怠感は改善傾向となりました．

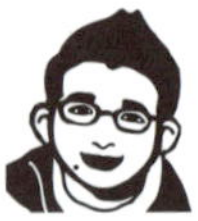

**Q**　麻黄剤って何ですか？

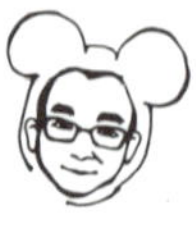

**A**　13個あります．「麻」のつかないものは，難しいよね．「麻」がつかない麻黄剤は、越婢加朮湯㉘，葛根湯①，葛根湯加川芎辛夷②，五虎湯(95)、五積散(63)，小青竜湯⑲，神秘湯(85)，防風通聖散(62)，薏苡仁湯(52)．
「麻」のつく麻黄剤は、麻黄湯㉗，麻黄附子細辛湯(127)，麻杏甘石湯(55)，麻杏薏甘湯(78)．


88002-749 JCOPY

# 3 アレルギー性鼻炎/副鼻腔炎

## 西洋医学では(アレルギー性鼻炎)

| 症 状 | 所見・検査 | 治療例 |
|---|---|---|
| (季節性にみられる)鼻汁 | 鼻粘膜の浮腫,鼻汁中好酸球増加 | 抗ヒスタミン薬 |

## 西洋医学では(副鼻腔炎)

| 症 状 | 所見・検査 | 治療例 |
|---|---|---|
| (膿性)鼻汁,鼻閉感,頭痛など | 副鼻腔の叩打痛,頸部前屈で前頭部の重い感覚 | 重症例や難治例には抗菌薬投与を検討する |

## アレルギー性鼻炎の漢方薬

- ファーストチョイス　　　　　　　→小青竜湯⑲
- 麻黄が飲めないセカンドチョイス　→苓甘姜味辛夏仁湯⑲

＊基本の飲み方　1日2～3回　飲める範囲で

## 副鼻腔炎の漢方薬

- ファーストチョイス　　　　　　　→葛根湯加川芎辛夷②
- 麻黄が飲めないセカンドチョイス　→辛夷清肺湯⑩④

＊基本の飲み方　1日2～3回　飲める範囲で

　アレルギー性鼻炎,花粉症の患者さんは年々増加しています.治療薬となる抗ヒスタミン薬も種類が増えてきて,副作用の眠気が少ない処方もあります.副鼻腔炎に関しては,軽症例には抗菌薬内服は推奨されず,発熱や顔面痛を伴う重症例や7日間以上改善しない難治例にのみ,アモキシシリン(サワシリン®)の投与が推奨されています.抗菌薬投与を終了すると症状が再燃する場合に,抗菌薬投与が繰り返されることもありますが,賛否両論あるようです.

## 漢方　麻黄が飲めるか？

　アレルギー性鼻炎の第一選択は，小青竜湯⑲です．小青竜湯⑲には麻黄が含まれ，身体を温めて鼻炎症状を抑えます．寒いところにいると，鼻汁が垂れてくるイメージです．麻黄による副作用が出てしまう場合には，麻黄を含まない苓甘姜味辛夏仁湯⑲を選択します．苓甘姜味辛夏仁湯⑲は，19番の小青竜湯⑲に100足した119番で，茯苓，甘草，乾姜，五味子，細辛，半夏，杏仁から一文字ずつ取って付けられた名称です．麻黄は含みませんが，乾姜など温める生薬が含まれます．アレルギー性鼻炎の漢方薬治療では，身体を温める処方をすると同時に，身体を冷やさないようにすることを勧めます．春になっても，なるべく薄着にせず，冷たい飲食物は避けるなどアドバイスします．

　副鼻腔炎の第一選択は，葛根湯加川芎辛夷②です．再燃する副鼻腔炎に抗菌薬を反復もしくは長期投与するよりも，漢方薬がお勧めです．この処方は，葛根湯①に川芎と辛夷を加えた処方で麻黄による副作用がなければ構成生薬が増えて長期的に内服することも可能です．葛根湯加川芎辛夷②にも麻黄が含まれ，麻黄が含まれない処方としては，辛夷清肺湯⑩があります．

## CASE 6　60代女性　主訴：花粉症，冷え症

　以前から花粉症があり，抗ヒスタミン薬を内服していた．仕事中にも内服するため，眠気の出にくい処方を継続していたが，徐々に効果が乏しくなり，別の抗ヒスタミン薬に変更したら眠気が出てしまい，漢方薬治療希望で来院した．小青竜湯⑲を朝昼夕3回各1包食前内服で処方したところ，2週間で鼻炎症状は改善したが，軟便傾向となりその後倦怠感も出るようになった．鼻炎症状は抑えられているため処方変更はせず，小青竜湯⑲を朝夕2回各1包食後内服に減量したが，軟便，倦怠感とも改善せず，苓甘姜味辛夏仁湯⑲を1日2回内服に変更した．効果は小青竜湯⑲に比較すると少し弱いとのことだが，軟便や倦怠感はなくなった．冷え症も苓甘姜味辛夏仁湯⑲で改善傾向のため，花粉の飛散する時期が過ぎても，通年で内服を継続している．

## 解説

　小青竜湯⑲も苓甘姜味辛夏仁湯⑲も，眠気の副作用は報告されていません．花粉症と冷え症もあったため，麻黄と乾姜を含む小青竜湯⑲から治療開始としましたが，麻黄による副作用と思われる症状が出て，減量や食後内服でも軽減せず，この方は麻黄が飲めないのだと理解できました．じつはもう少し早くに苓甘姜味辛夏仁湯⑲へのスイッチも検討しましたが，小青竜湯⑲により鼻炎症状が改善していたために，ご本人の変更の希望もなく，このような対応となりました．苓甘姜味辛夏仁湯⑲は長期投与も可能です．

## CASE 7　60代女性　主訴：慢性副鼻腔炎

　5年ほど前から副鼻腔炎を繰り返すようになり，近医耳鼻科で抗菌薬を処方され改善し

たが，抗菌薬内服を終了すると症状が再燃するため，抗菌薬を繰り返し飲むようになった．整腸剤を併用しても抗菌薬を長期に飲むと軟便傾向になるため，漢方薬治療希望で受診した．葛根湯加川芎辛夷❷を朝夕2回各1包食前内服を開始したところ，1週間ほどで鼻閉感がなくなり，抗菌薬内服をしなくても，症状は自制内に改善された．耳鼻科では，CTやMRIなど，器質的原因の精査も勧められていたが，その後は，症状再燃時は葛根湯加川芎辛夷❷を内服することで，抗菌薬内服は不要となっている．

**解説**　軽症の副鼻腔炎の西洋医学的な対症療法は，抗ヒスタミン薬や解熱鎮痛薬，点鼻薬などと考えられますが，鼻閉が強いと，これらの処方はあまり改善に結びつかない可能性もあり，対症療法には葛根湯加川芎辛夷❷をお勧めします．抗菌薬の長期内服よりも，葛根湯加川芎辛夷❷の反復もしくは長期投与を考えます．葛根湯加川芎辛夷❷には麻黄が含まれ，もし麻黄が飲めなければ，辛夷清肺湯⓼を選択します．

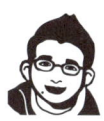

**Q** 漢方の副作用はありますか？

**A** 医療用保険製剤の漢方薬はほとんど薬局で売っているOTCの漢方と同じなんだよ．だからOTCと同じレベルの危険性だと認識しよう．自然界のものだから100％安全なんて嘘だよ．麻薬だって自然界のものでしょ．

# 4 疲れやすい・だるい

## 西洋医学では

| 症　状 | 所見・検査 | 治療例 |
|---|---|---|
| 体重減少や消化器症状，呼吸器症状など随伴症状に着目する | バイタルサイン，内科的な診察所見，血液検査（血算，生化学，甲状腺機能など），各種画像検査 | 原疾患に準ずる<br>器質的疾患（悪性腫瘍，肝疾患，腎疾患，感染症，甲状腺疾患，血液疾患など），非器質的疾患（主に精神疾患），過労，心配や不安，慢性疲労症候群 |

## 疲れの漢方薬

- **ファーストチョイス**　→ 補中益気湯㊶

*基本の飲み方　1日2〜3回　飲める範囲で

　器質的疾患が背景にある場合は，何らかの活動をする際に疲れを自覚しやすいのに対して，器質的疾患以外のものに関しては，労作とは関係なく，休息によっても改善しない場合が多いとされます．西洋医学では，これらの原因を調べることが先決となり，原因がわかりしだい治療に移行します．

> **漢方**　どんな原因であれ，疲れの万能薬といえば，補中益気湯㊶

　漢方薬は疲労の原因検索を開始すると同時に処方が可能です．補中益気湯㊶で効果が不十分であれば，十全大補湯㊽を試します．気合を入れれば何とかなるのに…というときに補中益気湯㊶は有効，気合を入れてもダメであれば十全大補湯㊽，と言われます．私は夜勤明けに補中益気湯㊶を内服すると甘くおいしく感じることが多く，疲れがとれるのを実感しています．

### CASE 8　70代女性　主訴：介護疲労

　90代女性の定期訪問診療患者さんの娘より，昼夜を問わず起こされて常に母の介護を

する必要があり，疲労が蓄積してきたと相談を受けた．西洋医学的治療は，高血圧や気管支喘息など，当院訪問診療で定期的に診察や検査も行っていた．補中益気湯㊶を他の西洋薬に合わせて，朝夕2回各1包食前内服で開始したところ，次回14日後の訪問診療では，疲労感の改善と，気管支喘息によると考えられた労作時呼吸苦も改善を認めた．現在も内服中である．

**解説**　器質的疾患は否定的と考えられた疲労感に対し，補中益気湯㊶が比較的短期間に効果を認めました．介護疲労に関しては，プライマリケア（家庭医療）でも，慢性期の訪問診療の方針の1つとして"Care the Caregiver（介護者をケアせよ）"とあるように，介護者のケアも重要とされています．社会的サポートを充実させる以外に，補中益気湯㊶のような漢方薬治療も，介護疲労に有効と考えます．また，西洋医学の補完代替医療として，補中益気湯㊶を慢性期の気管支喘息やCOPDに使用して，呼吸苦や易疲労感などの改善に効果があったとの報告もあります．

## CASE 9　80代女性　主訴：易疲労感

長年がんで闘病していた夫が亡くなり，その後の親戚を交えての亡くなった後の処理を終えた頃より，易疲労感を感じるようになった．うつのスクリーニングでは，抑うつ気分や興味の減退は認めず，食欲も保たれているが，疲れやすさはなかなか改善しなかった．補中益気湯㊶を朝夕2回各2包食前内服で開始したところ，内服開始から3週間で易疲労感が改善を認めた．その後，易疲労感改善とともに，補中益気湯㊶を内服する回数も減ってきたため，計8週間で，減量，終了として，その後も易疲労感の再燃は認めていない．

**解説**　経過より，家族の他界後の喪失感からの易疲労感を考えましたが，うつのスクリーニングは陰性で，**漢方処方で改善しなければ，易疲労感の原因となる器質的な疾患の詳細な検索も必要**かと考えました．結果としては，補中益気湯㊶により改善を認めました．この患者さんのように，漢方の内服を忘れるようになってくれば，それは症状も改善してきた証拠と考えて，減量，中止が可能と考えます．もし症状再燃があれば，患者さん自身から内服再開を希望されることが多いので，漢方処方を継続するかどうかは，患者さんとのコミュニケーションの中に，答えはあると考えます．医療者から尋ねるだけでなく，患者さんからも漢方薬の必要性の有無を話しやすい関係を保つことが大切と考えます．

# 5 かゆみ・発疹

## 西洋医学では

| 症　状 | 所見・検査 | 治療例 |
|---|---|---|
| 訴え以外の部位も含めて，全身を確認する | 発疹の部位，触診にて水疱や浸潤の有無などを確認する | ステロイド外用薬，抗ヒスタミン薬の外用・内服 |

## 湿疹の漢方薬

- **掻痒が強い湿疹** → **黄連解毒湯（おうれんげどくとう）⑮**
- **頭部や顔面の，充血して赤い湿疹や面皰** → **清上防風湯（せいじょうぼうふうとう）㊿**
- **急性期の地図状に盛り上がった膨疹** → **十味敗毒湯（じゅうみはいどくとう）⑥**
- **乾燥の強い湿疹（油取紙のような皮膚）** → **温清飲（うんせいいん）㊼**
- **分泌物の多い湿疹** → **消風散（しょうふうさん）㉒**
- **乾燥性の湿疹** → **当帰飲子（とうきいんし）86**

**＊基本の飲み方　1日2〜3回　飲める範囲で**

かゆみに関しては，発疹を含めて明確な皮膚病変を伴うもの，非特異的な皮膚の障害のみ伴うもの（最も多いのは乾皮症），他の全身性疾患（慢性腎不全，AIDSなど）に伴うかゆみに分けられます．局所の症状であれば外用薬が，全身症状であれば，内服の適応となります．初期治療で改善しなければ，皮膚科紹介を検討します．

## 漢方　かゆみのファーストチョイス

掻痒に対しては，黄連解毒湯（おうれんげどくとう）⑮を試しますが，苦みが強く，冷やして飲むと苦みは緩和されます．黄連解毒湯（おうれんげどくとう）⑮で効果がない，もしくは苦くて飲めない場合は，白虎加人参湯（びゃっこかにんじんとう）㉞や温清飲（うんせいいん）㊼（黄連解毒湯（おうれんげどくとう）⑮＋四物湯（しもつとう）71）を試します．

## CASE 10　60代女性　主訴：上半身の湿疹

10年以上近医皮膚科に通院している．抗ヒスタミン薬やステロイド外用薬を処方継続されているが改善に乏しかった．アレルギーの検査では，ダニ，イヌの毛，ハウスダストに反応があり，今の治療を継続する以外の治療追加は難しいと皮膚科では言われていた．

受診時,主訴は上半身の熱感を伴う湿疹で,掻痒も強く熟睡できないとのことで,漢方薬内服の希望があり,黄連解毒湯⓯を朝昼夕3回各1包食前内服で開始した.14日後,掻痒や熱感は改善し,睡眠状態も改善したため,内服継続を希望した.採血上副作用を認めず,30日処方とし,その後は,皮膚科受診は継続し,症状が強くなると,黄連解毒湯⓯を内服するようにしている.

**解説**

適した漢方薬でも,軽快する過程で一時的に身体に不快な作用が生じることを瞑眩といいます.漢方の文献では,「少々不快なことが生じても,瞑眩と考えて,同一処方を継続して快方に向かった」という記載もあります.一方で,ジェネ★モダ漢方では,「患者さんに不快な反応が起これば,内服は中止してください」と説明しています.ただし,特別に皮膚疾患の漢方薬治療では,瞑眩について説明することにしています.この患者さんにも「一時的に湿疹が悪化するなどもし不快な変化があっても,内服可能なら継続するとその後に改善することもある」と説明しましたが,本症例では瞑眩は見られずに比較的短期間で,症状が改善しました.また,皮膚科疾患の漢方薬治療は,改善に長期間を要するとされる文献もあり,今回のように短期間には効果が得られなかったとしても,内服可能で,経過中に皮膚疾患以外にも何かポジティブな変化を見つけることができれば,西洋医学的治療と並行して,根気よく治療を継続していくことが大切です.長期間に漢方薬を内服するのであれば,肝機能や電解質など,定期的な採血検査も必要になります.

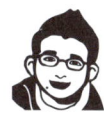

**Q** 「めんげん」って何ですか?

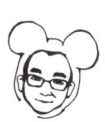

**A** 「瞑眩」って書くんだよ.見ただけで嫌になりそうだよね.漢方を飲んだ後の不快な作用のことだよ.吉益東洞という江戸時代の名漢方医は,瞑眩が生じなければ漢方は効かないと言い放っているんだ.でも現代医学の補完医療として使用するときは,何か不快な作用が起これば中止だよ.ただ皮膚疾患は例外で,皮膚病変が一時,毒が出るように悪化することがあるよ.その後に治っていくんだ.

# 6　むくみ

## 西洋医学では

| 症　状 | 所見・検査 | 治療例 |
|---|---|---|
| 浮腫が，片側性か両側性か，急性か慢性発症かに着目する | 浮腫に伴う所見（発赤，圧痛など），採血では肝・腎機能，甲状腺機能，BNP，Dダイマーなど | 原疾患に準ずる治療，利尿薬内服 |

## むくみの漢方薬

● ファーストチョイス　→　五苓散❶⃝

＊基本の飲み方　1日2〜3回　飲める範囲で

　　浮腫の鑑別疾患は，静脈うっ滞性浮腫とうっ血性心不全が各30％と最も多く，脂肪性浮腫，肝硬変が各10％，ネフローゼ症候群，甲状腺機能低下症が各5％，静脈血栓症，薬剤による浮腫が各3％，以下，アナフィラキシー，リンパ管閉塞などと続きます．そして，片側性（局所性）か，両側性（全身性）かの判断が重要とされます．片側性（局所性）であればまずは深部静脈血栓症の除外，両側性（全身性）であれば循環器・腎臓・肝臓・甲状腺疾患を除外していきます．より詳細な鑑別や治療については成書に譲ります．

## 漢方　水分のアンバランスを整える五苓散❶⃝

　　浮腫がどんな原因であれ，五苓散❶⃝が第一選択となります．五苓散❶⃝は，沢瀉・蒼朮・猪苓・茯苓という水分代謝に関係する4つの生薬に桂皮を加えた処方で，利尿剤と似て非なる，利「水」剤と呼ばれます．利尿剤との大きな違いは，水分過剰でも脱水でも利尿作用を持つ利尿剤と，水分過剰なら利尿に，脱水であれば利尿作用は働かない，まさに水分の偏在を治すのが利水剤です．最近は，五苓散❶⃝の作用機序に，細胞膜にある水輸送チャネルのアクアポリン4の働きが注目されています．「（四肢がむくんでいるのに）口渇がある」という，水分の偏在が処方適応のポイントです．月経に関する症状であれば，当帰芍薬散㉓（実は五苓散❶⃝の生薬を含みます），がん手術後等のリンパ浮腫であれば，柴苓湯⓬⃝（五苓散❶⃝＋小柴胡湯❾）を試します．

## CASE 11　60代女性　主訴：下肢浮腫としびれ，口渇

以前から多彩な愁訴で当院を受診していた．両下肢の浮腫としびれが慢性的にあり，採血や胸部X線写真，心電図，心臓超音波検査を施行し大きな異常は認めなかった．整形外科も併診中で，しびれの原因ははっきりせずプレガバリン（リリカ®）を処方されたが，内服後にふらつきがあり，継続できなかった．もう一度問診をして，主訴は口渇を伴う浮腫であったため，五苓散❶を朝夕2回各2包食前内服で開始した．1週間で，浮腫はあまり変化ないものの，口渇や下肢の重い感覚は改善し，その後，以前からあった，天候の変化で増悪する，頭が重い感じも改善傾向とのことで，現在も五苓散❶を同量で内服継続中である．

**解説**

この患者さんは，新規処方にはかなり敏感な方で，今までもいくつかの西洋薬を処方開始数日で内服継続できずに中止していました．初めて内服した漢方薬である五苓散❶も，まずは1週間で内服継続可能かを判断しようと考えましたが，主訴の改善につながり，その後も内服継続できています．

また，昔から「怪病は水の変」と言われており，いくつかの治療で改善に乏しい場合に，体内の水分の偏在を改善させる五苓散❶で改善することがあるという，東洋医学のクリニカル・パールの1つです．この症例で認めた，「天候や気圧の変化で増悪する症状」に，水分の偏在が関与しているのではないかとの指摘もあり，五苓散❶が効く可能性があります．

---

**Q** 麻黄をたくさん飲むとどうなりますか？

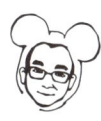

**A** 交感神経刺激薬のエフェドリンは麻黄から見つかったんだよ．麻黄をたくさん飲むと，ドキドキ，ムカムカするよ．血圧もあがる．気をつけようね．「麻」という字が含まれていない漢方薬で麻黄を含有するものは要注意だよ．気がつかないことがあるからね．葛根湯❶，越婢加朮湯❷❽，五虎湯❾❺，小青竜湯❶❾，薏苡仁湯❺❷などだよ．

# 7 食欲不振

## 西洋医学では

| 症　状 | 所見・検査 | 治療例 |
|---|---|---|
| 体重減少，消化器症状，呼吸器症状など随伴症状にも着目する | 胸部X線写真，腹部エコー，内視鏡，便潜血，採血検査など | 副作用を考慮しつつ，スルピリド，オランザピン，ステロイド，抗うつ薬など |

## 食欲不振の漢方薬

- ●ファーストチョイス　　　　　➡ 六君子湯㊸
- ●食欲不振＋疲労感　　　　　　➡ 補中益気湯㊶

＊基本の飲み方　1日2〜3回　飲める範囲で

　食欲不振の原因は，悪性疾患，感染症，循環器疾患，精神疾患，消化器疾患の術後など多岐にわたります．このような器質的な原因を調べつつ，治療に関しては，補液や経管栄養の他，内服治療は，スルピリド，オランザピン，ステロイド，抗うつ薬など，いずれも副作用の懸念もあり，器質的な原因を調べ終わった段階で，内服開始を検討することが多くなります．

### 漢方　食欲不振には精査開始と同時に漢方を！

　食欲不振は，精査開始と同時にできれば早期に内服治療を開始したいところで，西洋薬に比較して，漢方薬は，まれな構成生薬へのアレルギー以外は目立った副作用もなく処方できます．
　六君子湯㊸も補中益気湯㊶も，器質的原因の有無に関わらず，食欲不振の精査開始と同時に処方可能です．食前内服に従えなくても，1日1包から可能な範囲で構いません．補中益気湯㊶と似た効用の十全大補湯㊽は，より体力低下に適応のある処方ですが，構成生薬に消化器症状をきたし得る「地黄」が含まれており，食欲不振には使用しにくい点もあります．

## CASE 12　90代女性　主訴：食欲不振

　3ヵ月ほど続く食欲不振で，40.1 kg から 34.4 kg（BMI 18.2）に体重が減少し，食事は水分以外数口しか摂れなくなったが，腹部 CT や胃内視鏡による精査は本人も息子も希望しなかった．六君子湯❹を2包を空腹時にこだわらず，朝夕1日2回各1包で処方したところ，内服開始1週間で，固形物も半分以上摂取できるようになり，体重も1 kg 増加した．その後，他の西洋薬内服に合わせて六君子湯❹も1包に減量したが，1年以上食欲は保たれ，誤嚥性肺炎で亡くなる直前まで，経口摂取が保たれていた．

**解説**　高齢者では，器質的な原因を調べることが困難であったり，本人や家族が精査を希望しないことも少なくありません．食欲不振の西洋薬内服治療は，副作用の懸念からも，器質的な原因を調べる前の段階では出しにくいこともあり，この症例でも，副作用の可能性の説明をすると，本人も家族も西洋薬を希望しませんでした．六君子湯❹に関しては，漢方薬の中でも虚弱高齢者が内服可能な処方で，生薬へのまれなアレルギー以外は大きな副作用はありませんので，食欲不振を認めた時点で内服開始を勧めます．3ヵ月続いた食欲不振が1週間で改善したことで，息子さんには大変感謝されました．スタッフからは，体重増加は，心不全ではないかと懸念されるほどでした（もちろんその後心不全は否定されました）．また，六君子湯❹を減量しても効果が認められ，六君子湯❹を内服終了後も，食欲改善が維持された例も経験しました．六君子湯❹が食欲改善のスイッチを入れさえすれば，内服を途中で止めても1度入ったスイッチがオンであり続けるのは，漢方薬治療が体質改善につながるという好例と考えられます．

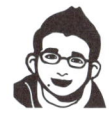

---

**Q** 大黄は大切な生薬ですよね

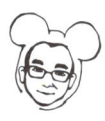

**A** 大黄は瀉下剤だよ．大黄が含まれていることを知らないで処方すると下痢をして叱られることがあるよ．大黄の魅力は，実は瀉下作用以外に，鎮静作用，静菌作用，そして漢方らしい駆瘀血作用があることなんだよ．

# 8 月経や妊娠に伴う症状

## 西洋医学では

| 症　状 | 所見・検査 | 治療例 |
|---|---|---|
| 疼痛など症状の推移（増悪すれば器質性疾患を考慮する），不正出血の有無 | 妊娠反応，腹部エコー検査，血液検査（血算，Fe，フェリチンなど） | NSAIDs などの解熱鎮痛薬，ピル |

## 月経・妊娠の漢方薬

- ＋冷えやむくみ　→当帰芍薬散㉓
- ＋便秘　→桂枝茯苓丸㉕
- ＋焦燥感（イライラ）や冷えのぼせ（上半身のほてりや下半身の冷え）　→加味逍遙散㉔
- 妊娠悪阻　→小半夏加茯苓湯㉑

＊基本の飲み方　1日2〜3回　飲める範囲で

## 漢方　月経・妊娠に伴う症状は，漢方薬治療の得意分野

　月経困難症や更年期障害は，器質的な原因を探すとともに，鎮痛薬やホルモン治療などが西洋医学的治療となりますが，治療のさじ加減など，婦人科併診も必要となることもあります．

　西洋医学的な精査をしながらでも処方が可能です．特に，女性の3大処方と呼ばれるのが，当帰芍薬散㉓，加味逍遙散㉔，桂枝茯苓丸㉕です．
　当帰芍薬散㉓は五苓散⑰と構成生薬に共通点があり，五苓散⑰と同様に水分の偏在に用いられます．当帰芍薬散㉓は，不妊治療にも用いられることもありますが，まれに消化器症状が起こることがあり，空腹時内服を食後に変更したり減量することで緩和されます．
　これら3つの処方は婦人科の西洋医学的治療と併用が可能で，副作用がなければ長期投与も可能で，症状の程度により内服継続を検討します．

## CASE 13　30代女性　主訴：月経困難症

　以前から月経痛が強く，NSAIDs を頓用で内服しているがすぐに胃痛が起きてしまう．

月経直前から月経中まで便秘になるが，下剤を内服するとすぐに下痢をしてしまう．漢方薬治療の了承を得て，「月経直前からの便秘」に，桂枝茯苓丸㉕を朝夕 2 回各 2 包食前内服で開始した．婦人科の検診や受診を数年していないとのことで，婦人科を紹介し，機能性月経困難症と診断された．桂枝茯苓丸㉕内服開始 4 週間で，月経痛や便秘は改善したが，もともとあまり自覚していなかった冷えも改善されたのか，熱感を感じるようになり，桂枝茯苓丸㉕は効きすぎている感覚を訴えたので，当帰芍薬散㉓を朝夕 2 回各 2 包食前内服に変更した．熱感はさほど感じなくなったが，月経痛は桂枝茯苓丸㉕の方が改善するので併用したいとの希望があり，月経直前に便秘が起きれば桂枝茯苓丸㉕に，月経が終われば次の月経直前に便秘が起きるまでは，当帰芍薬散㉓を内服するように勧めた．その後も同じ内服方法で継続中で，西洋薬は NSAIDs 頓用を数ヵ月に 1 回内服する程度になっている．

### 解説

ジェネ★モダ漢方では，東洋医学的診察の内容については割愛していますが，この患者さんは，初診時に舌の裏の舌下静脈の怒張と，下腹部の圧迫での緊張も強く，まさに教科書的な「瘀血」の所見でした．桂枝茯苓丸㉕を選択する根拠に挙げた「便秘」も，瘀血の所見の 1 つです．瘀血は「非生理的な血液のうっ滞」と定義されていますが，わかりにくければ，ジェネ★モダ漢方では，桂枝茯苓丸㉕や当帰芍薬散㉓などの駆瘀血剤（瘀血を改善させる処方）が効く病態と理解して，これらの処方で効果があれば，この患者さんには瘀血があったのだなと考えると，イメージしやすくなるかもしれません．ちなみに，桂枝茯苓丸㉕は，打撲や採血後に認められる皮下出血にも効能があります．これらの皮下出血も，瘀血と考えると，皮下出血も漢方薬がファーストチョイスとなる症状の 1 つになります．

この月経困難症の患者さんに話題を戻しますと，桂枝茯苓丸㉕が効果を認めたものの，内服継続するうち，自分の身体の変化（熱感や処方が効きすぎている感覚）についていけないと言うので，当帰芍薬散㉓に変更しました．もし，冷えのぼせやイライラがあれば加味逍遙散㉔を選択した可能性もあります．当帰芍薬散㉓は，月経に関する症状には，まずは試してみる処方とも言われていますが，五苓散⑰と構成生薬に共通点があり，水分の偏在を改善させる効果も期待できます．女性の 3 大処方，当帰芍薬散㉓，桂枝茯苓丸㉕，加味逍遙散㉔は，このように併用することも可能です．

本症例のように，臓器別専門医と家庭医がタッグを組み，西洋薬と漢方薬を併用することにより，NSAIDs など副作用のある西洋薬の使用を減らせるのは，補完医療としての，ジェネ★モダ漢方の大きな意義と考えられます．

---

**Futher Step　　主な駆瘀血剤**

桃核承気湯㉛＞桂枝茯苓丸㉕＞加味逍遙散㉔＞当帰芍薬散㉓

この順に瘀血を改善させる力が強いと言われている．瘀血が進むほど便秘傾向になり，この順番に便秘を改善させる作用も強くなる．

# 9 頭痛・頭が重い

## 西洋医学では

| 症　状 | 所見・検査 | 治　療 |
| --- | --- | --- |
| 初めての頭痛か，繰り返しているか，増悪・最悪・突発の有無に注意する | 神経所見，適応あれば頭部画像検査 | 急性期治療および，頓用・予防薬 |

## 頭痛の漢方薬

- ＋口渇や浮腫 　　　　　　　 ➡ 五苓散 ⑰(ごれいさん)
- 月経周期に関わる頭痛 　　　 ➡ 当帰芍薬散 ㉓(とうきしゃくやくさん)
- ＋冷え 　　　　　　　　　　 ➡ 呉茱萸湯 ㉛(ごしゅゆとう)

＊基本の飲み方　1日2〜3回　飲める範囲で

---

多くの頭痛は原因が良性ですが，くも膜下出血や髄膜炎，緑内障発作などの危険な疾患もあります．近隣に脳神経外科など専門医が存在する環境では，プライマリケアの外来を受診する重篤な患者さんはそう多くはないと考えられ，プライマリケア外来でみられる頭痛の訴えでは，緊張型頭痛が最も多く，片頭痛，群発頭痛など，機能性の頭痛が50％以上を占めるとされています．頭蓋内の器質性病変，髄膜炎，脳炎によるものは1.5％と多くはありませんが，いずれも生命を脅かす疾患であり，注意が必要です．

頭痛の危険なサインとして，「増悪しているか（増悪）」「経験したことのない最悪の頭痛か（最悪）」「突然（5分以内）発症か（突発）」の3つの質問が有用と言われています．「増悪」「最悪」「突発」のいずれも陰性の頭痛であれば危険な疾患は否定できると言われています．詳細な診察所見や検査については西洋医学の成書に譲ります．治療は，急性期には，機能性頭痛であればアセトアミノフェンやNSAIDs，特に片頭痛であればトリプタン系薬剤を選択します．頭痛を繰り返す場合や慢性化している場合には，予防薬の内服も検討します．

## 漢方　漢方でトリプタンがいらなくなるかも!?

西洋医学的治療は即効性は期待できることが多いものの，鎮痛薬は主に頓用で使用するため，効果が切れてくると頭痛が再燃します．またトリプタン系薬剤は高価な点もあり，

漢方薬は，西洋薬ほどには即効性はさほど期待できないものの，安価であり（トリプタン系薬剤の約1/10），当初は西洋薬と併用して，西洋薬を減量・中止できる例があります．よって，頭痛の漢方薬治療では，内服方法は通常通り，1日2回〜3回の定期内服から始めて，症状が治まってくれば減量していくことを原則としています．

## CASE 14　50代女性　主訴：片頭痛

片頭痛でトリプタン系薬剤やNSAIDsを内服しているが，高価でできれば減量したいと漢方薬治療を希望した．軽度の口渇があり，飲酒で頭痛が悪化するため，水分の偏在を考え，五苓散❶を処方して，若干症状は改善したがNSAIDsはやはり頓用で飲まないとつらいときがあった．五苓散❶を8週間処方後に，冷えも伴うため呉茱萸湯㉛に変更したが，苦みが強く内服を継続できず，五苓散❶に戻した．その後，トリプタン系薬剤は減量できたが，NSAIDs頓用内服は継続している．

**解説**

頭痛の専門医の先生からすれば西洋薬による治療を続行，漢方専門医の先生からすれば五苓散❶をもう少し長期間継続すべき，とのご意見もいただきそうです．ジェネ★モダ漢方では，患者さんとのコミュニケーションを通じて，西洋医学と漢方（東洋医学）とを相互補完的に使用して，患者さんと一緒に治療方針を決めていくのが原則です．その原則に従い，このような経過をたどりました．漢方薬の著効例ではありませんが，読者の方には，自分なら，もっとこうしたい，こうすればもっとよくなるのではと考えていただくきっかけになれば，ぜひ臨床で実践していただきたいと考え，この症例を紹介しました．

---

**Q** 間質性肺炎はどうですか？

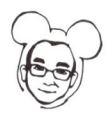

**A** 間質性肺炎は嫌な副作用だね．空咳には要注意だよ．黄芩含有漢方薬が危ないと言われているんだけれども，どの漢方薬でも，その西洋薬でも間質性肺炎は起こりうるんだよ．間質性肺炎が生じると，やっぱり漢方が疑われやすいよね．

# 10 目が回る・ふらふらする

## 西洋医学では

| 症　状 | 所見・検査 | 治療例 |
|---|---|---|
| めまいの性状，蝸牛症状の有無，特定の頭位で誘発されるか | BPPVの診断にはDix-Hallpike，中枢性を疑うなら頭部画像検査 | 中枢性であれば脳外科専門的治療，末梢性，特にBPPVではEpley法，対症療法 |

### めまいの漢方薬

- ファーストチョイス　　　　　　　➡ 苓桂朮甘湯㊴
- めまい＋倦怠感・低血圧　　　　　➡ 半夏白朮天麻湯㊲
- めまい＋冷え or 浮動性めまい　　➡ 真武湯㉚
- 小児のめまい　　　　　　　　　　➡ 五苓散⑰
- 高齢者の朝方の頭痛や頭重感　　　➡ 釣藤散㊼

＊基本の飲み方　1日2〜3回　飲める範囲で

　　救急外来と異なりプライマリケアでは，重症のめまいは少なく，BPPV（良性発作性頭位めまい症）などの末梢性めまいが多く，中枢性の頻度も減るとは考えられます．ただし，walk-inの患者でも，小脳病変は常に考える必要があります．分類としては，回転性めまい（vertigo），動揺性めまい（dizziness），前失神（presyncope）に分けられますが，分類不能・非特異的なめまいも少なくありません．そのうち，vertigoでは，脳血管障害や脳腫瘍，小脳疾患などの中枢性めまいを見逃さないこと，presyncopeでは，貧血（出血）や脱水，不整脈などの心疾患を見逃さないことがまず大切で，これらを疑う所見があれば，救急医療機関への紹介を検討します．緊急性のめまいが否定的であれば，外来で経過観察が可能となります．

**漢方** 慢性のめまいには漢方を試す価値アリ！

　　急性のめまいに関しては西洋医学的な精査加療の必要性が増しますが，慢性的なめまいには，西洋医学的精査が行われていても治療がそこまで奏効していなければ，漢方薬治療を試す価値が大きいと考えられます．
　　回転性めまいには苓桂朮甘湯㊴，浮動性めまいには真武湯㉚と記載されている文献もあ

りますが，ここでは，冷えが強くなければ，苓桂朮甘湯㊴を第一選択，冷えがあれば附子を構成生薬に含む真武湯㉚，としました．めまいは漢方では，水分の偏在の関与が指摘されています．西洋医学でもメニエール病の原因は内耳の内リンパ水腫が本態とされていますので，昔の知恵もまんざらではないと考えます．苓桂朮甘湯㊴は，その名の通り，茯苓・桂皮・蒼朮・甘草という4種類の生薬から成り，利水剤として紹介した五苓散⑰よりも生薬数が少なく，めまいに特化して，比較的短期間で効きます．真武湯㉚には附子が含まれているので，冷えを伴えば適応となります．

## CASE 15　30代男性　主訴：めまい

　数年来のめまいで，西洋薬（メリスロン® やトラベルミン®）を不定期に内服しているが，効果が乏しく，他院で頭部MRIを施行したが異常はなかった．漢方薬治療の同意を得て，苓桂朮甘湯㊴を朝昼夕3回各1包食前内服を処方したところ，内服開始2週間でめまいがゼロにはならなかったが，今までより気にならなくなり，苓桂朮甘湯㊴を内服継続して，西洋薬はほとんど飲まずにすむようになった．

**解説**　この症例のめまいは，慢性の経過で，検査所見からも中枢性の原因も否定的と考えます．BPPVのように頭位変換で誘発されるものではなく，西洋医学的治療の効果もいまいちでした．

　大塚敬節先生も，長期に患っている症状は「治るまでには，患った期間の半分かかる」とおっしゃっていますが，本症例のように，症状は残っていても，漢方内服にて短期間に症状が気にならなくなり，西洋薬の飲む回数を減らせたということを，漢方薬治療では経験します．

---

**Q** 甘草を含む漢方薬は要注意ですか？

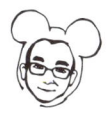

**A** 甘草の多量内服で，偽アルドステロン症にあることがあるね．医師国家試験にも出たよ．でもいくら飲んでもまったく偽アルドステロン症にならないひともいるんだよ．

# 11 腹痛・腹が張る・下痢・便秘

### 西洋医学では

| 症　状 | 所見・検査 | 治療例 |
|---|---|---|
| 発症経過，疼痛部位，増悪させる要因，体重減少，女性では最終月経の確認 | バイタルサイン，腹部画像検査，血液検査 | PPI，鎮痛薬，消化管運動調節薬など |

### 腹痛の漢方薬

- 胃（心窩部）が冷えて痛む　→人参湯（にんじんとう）㉜
- 腸（下腹部）が冷えて痛む　→真武湯（しんぶとう）㉚
- 腹部全体もしくは非局所的な冷え　→小建中湯（しょうけんちゅうとう）㉟
- 腹部の冷えが強く腹部膨満（ガス貯留）　→大建中湯（だいけんちゅうとう）⑩
- 胸焼けを伴う腹痛　→半夏瀉心湯（はんげしゃしんとう）⑭（苦くて飲めなければ安中散（あんちゅうさん）⑤）
- 過敏性腸症候群　→桂枝加芍薬湯（けいしかしゃくやくとう）⑳

＊基本の飲み方　1日2〜3回　飲める範囲で

　腹部症状，中でも「腹痛」はプライマリケアでは多い訴えで，自然経過で改善する疾患の中に，確率は高くないながらも，緊急性の高い疾患が潜んでいると考えられます．なお，ここで取り上げる腹痛は，プライマリケアで経験する非外傷性のものであり，外傷性の腹部疾患については異なるアプローチが必要となるため，割愛します．

　非外傷性の腹痛では，発症経過が大切で，急性の腹痛は，発症数日以内で悪化傾向（急性増悪）がある場合とされます．発症後数ヵ月以上経過していて症状が安定していれば，慢性の腹痛に分類されます．慢性の腹痛から急性増悪した場合には急性腹痛としての対応が必要になります．急性腹痛の中で，緊急外科対応の適応となる注意すべきサインは，バイタルサインの異常（ショックバイタル），腹膜刺激症状，強い腹部膨満，突然発症した痛みであるとされます．疑われる疾患については成書に譲りますが，これらのサインがあれば，診断がつかなくても救急医療機関への紹介を検討します．

### 漢方▶ 慢性の腹痛には漢方がオススメ

　急性腹痛以外，特に慢性の腹痛に関しては，漢方薬のよい適応となります．腹診を必須

としないジェネ★モダ漢方でも，腹痛の患者さんには，西洋医学の腹部診察でも構いませんので，疼痛部位はもちろん，腹部全体の診察をお勧めしたいと思います．そして特に漢方で着目すべきは，腹部の冷えです．冷えの程度（冷えの自覚）や冷えが強い部位により，適切な処方を選びます．

　人参湯㉜や真武湯㉚は冷えて下痢をしている場合にも有効です．大建中湯⓴は，消化器外科の腹部手術後に用いられることが増えましたが，おそらく手術後に冷えて下痢をすることが多いのではと考えます．小建中湯㊲は桂枝加芍薬湯㉠に麦芽糖（ツムラエキス剤では粉末飴）を加えたもので，甘みがあり，小児の腹痛にも頻用されます．桂枝加芍薬湯㉠は，やや下痢の傾向のある過敏性腸症候群に適応があり，小建中湯㊲よりも構成生薬が少ない分，効果発現も速い印象です．便秘傾向の過敏性腸症候群には緩下作用のある大黄を加えた，桂枝加芍薬大黄湯⓭です．

## CASE 16　40代女性　主訴：腹痛・軟便

　10年以上前からストレスや緊張，冷えで起こる腹痛と軟便があり，外出時にはトイレの位置を確認したり，トイレがない乗り物には乗れないなど日常生活の障害があった．乳酸菌製剤は効果に乏しく，抗コリン薬や腸管ガス調節薬などの西洋薬を飲むとかえって便秘になってしまう．診察上，心窩部の冷えが著明であり，胃の調子もよくないとの主訴から，人参湯㉜を朝昼夕3回各1包食前内服で処方した．内服開始後3日間で，何年かぶりに快便となり，その後，外出時は人参湯㉜を持参して，少しずつ電車での移動も可能になった．

**解説**

　胃部の冷えを伴う腹痛と軟便に対し，人参湯㉜を処方して短期間で改善を認めました．また，ストレスがたまると冷たいものを摂取する習慣があるとのことで，それが心窩部の冷えに影響していることも考慮して，常温以上のものをなるべく摂取するように勧めました．東洋医学的診察を必須としないジェネ★モダ漢方でも腹部の訴えであれば，腹部の診察は処方決定の上でも意義が大きいと考えます．

　この方は，初診から2週間後に再診予定でしたが，人参湯㉜内服開始3日で快便になり驚かれて，1週間後に再診で受診されました．こんなに劇的に効くのは強い薬だと考えて，飲むのが不安になったので早めに受診したとのことでした．人参湯㉜を飲むと外出時の軟便や腹痛も軽減されているとのことで，「あなたにはぴったり合った漢方薬だっただけで，特別に強い薬というわけではありません」と説明し，内服を継続していただきました．その後，徐々に処方が残るようになり，内服減量の希望もあり，ご本人の体調に合わせて，適宜内服していただくようにしています．必ずしも，この症例のように劇的に効果が出るわけでなく，何週間もしくは何ヵ月か飲み続けていくと，内服開始以前よりお腹の冷えや痛みなどが軽減し，調子がいいと患者さんから伝えられることもあります．

## 12 尿が近い・出にくい

### 西洋医学では

| 症　状 | 所見・検査 | 治療例 |
|---|---|---|
| 残尿感，尿の勢いがない，尿失禁など | スコア化された問診，下腹部の診察（男性では直腸診），尿検査，腹部エコー | α1遮断薬，抗コリン薬など |

### 泌尿器の漢方薬

- ファーストチョイス　　　　　　　　➡ 牛車腎気丸⑩⑦ or 八味地黄丸❼
  （ファーストチョイスで消化器症状がある➡ 清心蓮子飲⑪）
- 膀胱炎に抗菌薬と併用して　　　　　➡ 猪苓湯⑳
- 抗菌薬加療後も膀胱炎症状が長引く　➡ 猪苓湯合四物湯⑫

＊基本の飲み方　1日2～3回　飲める範囲で

　排尿に関する症状は高齢者や女性でよく認められ，診断や治療に関して，緊急性はさほど高くないながらも，夜間の睡眠障害や転倒，抑うつなどを引き起こし，QOLを損なう原因となります．急性尿閉への導尿処置や尿路感染症による頻尿への抗菌薬投与などは西洋医学の治療が優先されます．

### 漢方　加齢による変化を治すパッケージです

　頻尿は，加齢による変化と考えて，それを治すパッケージのような処方には牛車腎気丸⑩⑦や八味地黄丸❼があります．牛車腎気丸⑩⑦には身体を温める生薬の附子が，八味地黄丸❼に比べ多く，一方で消化器症状をきたす原因となる地黄は少ないため，ここでは牛車腎気丸⑩⑦を第一選択としました．八味地黄丸❼に牛膝と車前子を加えたのが牛車腎気丸⑩⑦です．牛膝と車前子は，尿を出しやすくして浮腫を改善させる作用があります．牛車腎気丸⑩⑦の内服開始直後には一時的に尿量が増える可能性があり，患者さんにはあらかじめ伝えておいてもいいかも知れません．しだいに慣れてくることが多いですが，それを不快に感じることが続くか，処方の際に「今よりさらに尿が出やすくなるのは一時的でも困る」という患者さんには，八味地黄丸❼を選択することをお勧めします．

## CASE 17　70代女性　主訴：夜間頻尿による不眠

　当初の主訴は不眠であったが，特に冬になると，入眠前に排尿しても寝床で冷えると尿意が完全にはなくならず，またトイレに行くが排尿はほとんどなく，寝床に入り，睡眠中にも冷えや4〜5回ほどトイレに行き，安眠が得られなくなった．暖かい日や日中はこのような頻尿はみられず，器質的な疾患は腹部超音波検査では否定的であった．飲酒はせず，以前から冬は水分を就寝前には摂りすぎないように勧められてもいたが，症状の改善に乏しかった．胃腸はあまり強くないとのことで，まず清心蓮子飲⑪を朝昼夕3回各1包食前内服で開始したが，6週間ほど内服しても効果に乏しく，牛車腎気丸⑩に変更した．朝夕2回各1包食前内服の開始1週間で，冷えの改善とともに夜間の尿の回数は3回以内におさまり，残尿感も改善して，以前よりは熟眠が得られるようになった．懸念された消化器症状も起きず，その後は冷えや排尿症状に応じ，減量，適宜内服する経過となった．

**解説**

　主訴は不眠で，以前には睡眠薬も内服経験のある方でしたが，不眠の本質的な原因は冷えによる排尿障害だったと考えられます．牛車腎気丸⑩の地黄による消化器症状の可能性を考え，清心蓮子飲⑪を第一選択としました．はじめの2週間では清心蓮子飲⑪を内服継続可能とのことで，その後4週間内服しましたが，改善に乏しく，牛車腎気丸⑩に変更しました．牛車腎気丸⑩は，不眠に対する漢方薬ではありませんが，結果的に不眠を改善させた，単一の漢方薬が複数の症状に効果を認めた例かと考えます．

## CASE 18　80代女性　主訴：繰り返す膀胱炎

　高血圧で定期通院中．以前から年に数回膀胱炎に罹患し，再発予防の指導を受けたが，その後も膀胱炎を繰り返し，その度に抗菌薬の内服を繰り返していた．尿沈渣や尿培養，尿細胞診，腹部超音波検査を施行したが，器質的な異常を疑う所見は認められなかった．抗菌薬の連用に不安を感じ，漢方薬治療を提案し，猪苓湯合四物湯⑫を朝昼夕3回各1包食前内服で開始した．その後内服継続にて半年以上，膀胱炎に罹患せず，内服減量や中止を提案した．猪苓湯合四物湯⑫を内服していると身体が温まり，便秘も改善する傾向があり，現在も内服継続している．

**解説**

　西洋医学的には，膀胱炎には抗菌薬が適応となりますが，膀胱炎を繰り返す場合には，器質的な疾患の可能性を考えたうえで，抗菌薬の頻回投与には賛否両論あります．猪苓湯合四物湯⑫内服により，膀胱炎の再発による抗菌薬の使用回数が減らせれば，西洋医学の補完医療としては，十分でないかと考えます．この方は，今後泌尿器科への紹介も検討されていましたが，その後症状再燃がないため，漢方薬内服継続して経過を見ています．

# 13 腰痛

## 西洋医学では

| 所見・検査 | 治療例 |
|---|---|
| Red Flag Sign（①～⑥）に注意する<br>①痛みの性状に関して，安静時や夜間痛，進行性や激しい疼痛<br>②外傷や悪性腫瘍の既往<br>③神経症状の悪化<br>④膀胱直腸障害<br>⑤発熱や体重減少<br>⑥CVA（肋骨脊柱角）叩打痛 | Red Flag Sign が否定されれば，経過観察もしくは鎮痛薬の処方 |

## 腰痛の漢方薬

- 慢性腰痛のファーストチョイス ➡ 疎経活血湯 63
- 腰痛＋下肢の冷え ➡ 牛車腎気丸 107
- 急性腰痛のファーストチョイス ➡ NSAIDs など西洋薬使用困難なら，疎経活血湯 63 ＋ 芍薬甘草湯 68
  （ただし，1日3回内服は3日間まで）

＊基本の飲み方　1日2～3回　飲める範囲で

腰痛の訴えは，とても多いながら，その多くは特別な治療を要さずに改善するとも言われています．ただし，急性腰痛や慢性腰痛の急性増悪の場合には，注意が必要です．危険なサイン（Red Flag Sign）を認める場合には，さらに精査加療を検討します．

## 漢方　NSAIDs 内服を続けるよりは漢方！

急性腰痛には，緊急性の病態を否定したうえで，NSAIDs などの解熱鎮痛薬を処方することが多いですが，消化器症状や腎機能障害などで NSAIDs の内服が難しい場合には，漢方薬治療も適応となります．急性腰痛には，疎経活血湯 63 ＋ 芍薬甘草湯 68 を1日各1包3回まで3日ほどは内服可能とされます．これで腰痛が改善しなければ，この併用では甘草が多量に含まれるので，内服継続はせずに，西洋医学的精査が必要と考えます．一方，経過が長く増悪しない慢性腰痛には，副作用の観点から，漫然と NSAIDs などの西洋薬を内服継続するよりは，漢方薬治療をお勧めします．

## おまけ★K先生との出会い

　僕の外来に，総合診療医で，家庭医療専門医のK先生が同席するようになりました．彼は漢方の勉強に来たのですが，むしろこちらがK先生に目の前の患者さんの西洋医学的な治療についての質問をすることが増え，また一般的な疾患についても語り合うようになりました．そして，その知識の広さと深さには敬服しました．これからは総合診療医が必要だと彼を見て，そう確信したのです．

　僕はアップルコンピュータを作ったスティーブ・ジョブズが好きです．僕と同じ誕生日です．彼は，1984年に最初のMacを作りました．巨大なコンピューターを，自宅でも使用できるように，また仕事場の机で使えるようにしました．そして，自分が作ったアップルを追放されて，また2つの会社を成功に導き，そしてアップルに戻りました．そして2000年からCEOとなり，その後iPhoneを登場させます．スティーブ・ジョブズが2005年6月に行ったスタンフォード大学でのスピーチは感動的です．是非聞いて下さい．

　さて，iPhoneはパーソナルコンピューター，メディアプレーヤー，デジタルカメラ，ボイスレコーダー，そして携帯電話などなどの機能が搭載されています．それぞれの機器が，それぞれに専門的に役割を果たしてきたものを統合したのです．それが僕たちの役に立つからですね．まさしく，K先生がiPhoneに思えたのです．たくさんの細分化された専門家とは違った素晴らしさを感じました．

　総合診療医はまさしくiPhoneです．その中の潤滑油として，是非漢方を試して下さい．そして，それぞれの立場で，それぞれの先生方が自分らしく保険適用漢方エキス剤を使用して，患者さんの役に立つことを願っています．

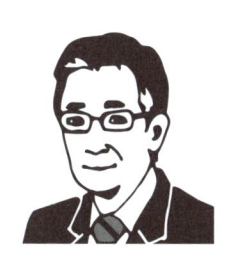

# 14 足のしびれ

## 西洋医学では

| 症　状 | 所見・検査 | 治　療 |
|---|---|---|
| 急性発症か慢性発症か，運動障害の有無に着目する | 神経学的所見の診察，しびれの分布から障害部位を捉える | 内服では，プレガバリンなどの神経疼痛改善薬，抗うつ薬，NSAIDs |

## しびれの漢方薬

- ファーストチョイス　　　　　　　　→牛車腎気丸❼ or 八味地黄丸❼
- セカンドチョイス　　　　　　　　　→当帰四逆加呉茱萸生姜湯㊳ or 疎経活血湯㊼

＊基本の飲み方　1日2〜3回　飲める範囲で

　しびれは，患者さんの自覚症状であって，必ずしも他覚的所見が取れなかったり，しびれの訴えが感覚障害や，異常感覚などによる可能性もあります．運動障害があれば，その部位から病変を捉えることができます．局所性か多発性か，両側対称性か，その分布も診断の助けになり，いわゆるデルマトームも障害部位の診断に役立ちます．急性のしびれは，血管障害や，ギランバレー症候群などの免疫疾患や糖尿病，感染症などが鑑別に挙げられ，治療可能な病態もあり，入院加療など，プライマリケア外来から紹介の適応になります．しびれの治療内服薬に関しては，神経疼痛改善薬や抗うつ薬などはふらつき（高齢者では転倒）を起こす可能性があり，少量から開始します．

### 漢方　原因のわからないしびれに身体を温めてみる

　まずは，器質的疾患の除外が先決ですが，特に高齢者では，原因のわからないしびれに年単位で悩まされていることも少なくありません．そんな場合に牛車腎気丸❿を処方して，身体が温まってしびれが気にならなくなったという感想をもらえることがあります．牛車腎気丸❿には地黄による消化器症状（胃のもたれ・心窩部痛）が起こる可能性がありますが，一部西洋薬のようなふらつきや転倒などの副作用はありません．

## CASE 19　60代男性　主訴：慢性腰痛/下肢のしびれ

　数年来の腰痛と右下肢のしびれで整形外科に通院して，MRIでは腰椎椎間板ヘルニアの

指摘があり，腰痛に坐骨神経痛も伴った．NSAIDs，血流改善薬，神経障害性疼痛の処方などを内服したが，目立った改善はせず，手術適応は現時点では高くないと説明を受け，当院で漢方薬を飲んでみたいと相談を受けた．寒冷で悪化する腰痛と下肢のしびれで，胃腸は弱くなく，牛車腎気丸⑩を朝昼夕3回各1包食前内服で開始した．内服開始4週間で，下肢の冷えが改善し腰痛・坐骨神経痛も改善傾向で，消化器症状など不快な作用もなく，内服継続中である．

**解説**　この患者さんは，西洋医学治療では，効果がないと毎回内服薬を増やされていくことがストレスで，今回漢方薬治療は単剤で効果があったので喜ばれていました．手術適応はないながらも，画像上器質的な異常がある症状にも，漢方薬が予想以上に効果を示した症例です．慢性腰痛の第一選択は疎経活血湯㊺としましたが，下半身の冷えや，寒冷により増悪する腰痛であったため，牛車腎気丸⑩をまず試しています．牛車腎気丸⑩1日3包でも冷えが残っている場合には，甲状腺機能など，冷えの器質的な原因の可能性も考えたうえで，附子剤の追加も検討します．また，牛車腎気丸⑩や八味地黄丸❼中の地黄による，消化器症状（胃のもたれや心窩部痛）が認められる場合には，空腹時内服を食後に変えたり，それでも難しければ，含まれる地黄の量が少ない疎経活血湯㊺に変更することも検討します．

**Q** 漢方薬エキス剤に有効期限はありますか？

**A** ツムラの保険適用漢方エキス剤では大建中湯⑩が3年，他はすべて5年だよ．長期間味が劣化しない高級インスタントコーヒーといったイメージだね．

# 15 うつ・不安

## 西洋医学では

| 症　状 | 所見・検査 | 治　療 |
|---|---|---|
| 身体疾患の可能性も考えて問診を取る | うつ病には２つの質問によるスクリーニング（①，②），その他詳細な問診 | SSRIやベンゾジアゼピン系 |

### うつ症状の漢方薬

- 疲労感が強く，やる気が起きない　➡ 補中益気湯 ㊶
- 食欲が落ちてきた　➡ 六君子湯 ㊸
- 上記の症状がないが，気持ちが晴れない　➡ 香蘇散 ⑦⓪ or 半夏厚朴湯 ⑯

＊基本の飲み方　１日２〜３回　飲める範囲で

### 不安症状の漢方薬

★頓用処方
- 急な不安に　➡ 甘麦大棗湯 ⑦② （ただし甘草の量を考慮し，頓用 or １日１回内服を勧める）

★予防定期内服
- 焦燥感（イライラ）を伴う　➡ 抑肝散 ㊴
- 上半身のぼせや下肢の冷えを伴う　➡ 加味逍遙散 ㉔
- 悪夢を見る　➡ 桂枝加竜骨牡蛎湯 ㉖
- 体力の低下や易疲労感あり　➡ 加味帰脾湯 ⑬⑦

＊基本の飲み方　１日２〜３回　飲める範囲で

　不安障害やうつ病の専門は精神科である一方で，動悸や疼痛，発汗など，多彩な身体症状で，プライマリケアを受診することも少なくありません．うつ病には，ここ１ヵ月間に，抑うつ気分もしくは興味の消失がなかったか尋ねるスクリーニング〔①「ここ１ヵ月間に気分が落ち込んだりふさぎ込んだりしたことはないですか？」，②「この１ヵ月，物事に対する興味を失ったり楽しくないと思ったことはないですか？」〕があり，いずれもなけれ

ば，うつ病は否定的ですが，どちらかでも陽性であれば，不安障害も含めて，詳細な問診を取ることが，診断には必要になります．治療としては，プライマリケア医として社会・家族背景も考慮しつつ，薬物治療は，抗うつ薬を使用します．ただし，抗うつ薬は効果発現にある程度時間がかかり，初期には消化器症状を伴うこともあるため，ベンゾジアゼピン系薬剤や鎮吐薬の併用も必要となることもあります．

## 漢方　漢方には耐性なし，依存性なし，離脱症状なし！

漢方には，抑うつや不安に関して，西洋医学のような明確な診断基準はありません．その理由の1つには，漢方薬には，SSRIやベンゾジアゼピン系薬剤に認められる，依存性や離脱症状が現在まで報告されていないからとも考えられます．漢方薬は1度内服を始めても，症状の経過次第で，すぐに減量や中止ができるのです．抑うつ気分や不安障害の疑いがあれば，西洋薬の調整が必要な高齢者や，西洋薬の適応となりにくい小児でも，漢方薬は処方可能です．具体的には，うつ症状には，易疲労感があれば補中益気湯(41)，食欲不振が強ければ六君子湯(43)，それ以外は香蘇散(70)や半夏厚朴湯(16)を試します．

不安障害には，西洋医学と同様に，不安が高まったときの頓用処方と，不十分であれば予防的な定期（1日2〜3回）内服を検討します．漢方薬内服の効果が不十分であれば，西洋薬との併用や，専門医への紹介も検討します．

## CASE 20　30代女性　主訴：不安神経症

学生時代から特に公の場で不安や緊張が強くなり，定職にはなかなか就けなかった．心療内科と当院を併診中で，心療内科からは抗うつ薬やベンゾジアゼピン系薬の処方を受けているが，思ったほどには改善しない．当院では，上気道炎や胃腸炎などにかかる程度で定期受診はなかったが，不安神経症の漢方薬治療に関して相談を受けた．当初は焦燥感が強かったため，抑肝散(54)を1日2回食前内服で開始した．興奮することが減るなど効果があったが，易疲労感を認めるようにもなり，抑肝散(54)から加味帰脾湯(137)朝夕2回各1包食前内服に変更した．その後は，焦燥感や易疲労感など訴えをもとに，抑肝散(54)と加味帰脾湯(137)のどちらかを内服している．

## 解説

このほかにも，この方は，母が難病で闘病中であったり，父は心筋梗塞で壮年期に亡くなられているなど，自分の将来の病気についての不安もありました．当初は，当院への定期受診はありませんでしたが，定期的な健診を勧めたり，今回の漢方薬治療にもある程度の効果があったため，現在は心療内科と家庭医（当院）を併診しています．不安神経症については，漢方薬と西洋薬の併用も可能です．

家庭医としては西洋医学的治療だけでなく，日々の生活や家族の相談などを総合的に診ています．よって西洋医学的治療を補完する漢方薬は有効なツールとなります．

# 16 夏ばて

## 西洋医学では

| 診　断 | 治　療 | 備　考 |
|---|---|---|
| 熱中症は，軽症Ⅰ度（軽症）：熱けいれん（heat cramps），Ⅱ度（中等症）：熱疲労（heat exhaustion），Ⅲ度（重症）：熱射病（heat stroke） | 軽症であれば，冷却や塩分を含んだ水分摂取，重症になると，経口摂取が難しくなるため，輸液や全身管理が必要となる． | 西洋医学用語には「夏ばて」はないが，「熱中症」は診断，治療が必要となる． |

## 夏ばての漢方薬

- ファーストチョイス → 清暑益気湯❻ （補中益気湯㊶でも代用可能）
- 水分摂取可能で口渇が強ければ → 五苓散⓱
- 心窩部の冷え → 人参湯㉜
- 下腹部の冷え → 真武湯㉚

＊基本の飲み方　1日2〜3回　飲める範囲で

### 漢方　夏ばてといえば，清暑益気湯❻

　熱中症の治療には西洋医学的治療が優先されますが，夏ばて（暑気あたり）は，夏だけでなく，夏が過ぎた時期にも起こり得ます．万葉集（7世紀後半）にもその記録があり，その後も「注夏病」と呼ばれ，昔から夏ばての治療も考えられてきました．ただし，漢方は，点滴など西洋医学的治療がない時代からの知恵ですので，経口摂取ができないほどであれば，もちろん熱中症治療が優先されます．また，最近は，夏でも，冷房への長時間の曝露や，暑い屋外との温度差，冷たい飲食物の過量摂取などから，「新・夏ばて」と呼ばれる，夏でも冷え症や，自律神経障害がおこる可能性が指摘されています．

　清暑益気湯❻は，西洋医学にはない，夏ばてのための処方で，補中益気湯㊶に似た処方です．ただし，すぐに必要でも清暑益気湯❻の在庫がなく取り寄せに数日かかる場合などには，補中益気湯㊶での代用も可能です．

　その他，口渇は五苓散⓱適応のポイントになり，夏でも冷えがメインであれば，人参湯㉜や真武湯㉚の適応です．

## CASE 21　70代女性　主訴：夏ばて

　8月下旬ころより易疲労感を感じて，食欲も減ってきた．水分摂取は可能で皮膚乾燥はなく，体重減少もなし，口渇や冷えを認めない．清暑益気湯❶❸❻を朝夕2回各1包食前内服で開始した．3日間ほどで食欲が改善し，1週間後，易疲労感は改善し，経口摂取量も改善した．翌年の夏は，あらかじめ清暑益気湯❶❸❻を処方して，自分の判断で内服するようになった．

**解説**

　西洋医学的には，脱水や体重減少，食欲不振があれば熱中症の精査加療の適応となります．いずれの所見もないが夏の疲れが改善しない場合は，清暑益気湯❶❸❻など漢方薬治療の適応と考えます．清暑益気湯❶❸❻は補中益気湯❹❶の親戚処方ですので，夏ばてに限らず，易疲労感や倦怠感にも効果があると考えられます．

　このケースでは清暑益気湯❶❸❻がたまたま翌日に手に入る状況でした．入手に数日かかるのであれば補中益気湯❹❶で代用が可能です．

---

**Q** 処方時はどんなことに注意すればよいですか？

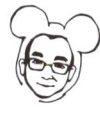

**A** 漢方薬を飲んで，1袋飲んで，死亡したことはないよ．不快な作用はじわじわ生じるんだ．だから「何か起これば中止ですよ．漢方薬も100％安全ではないですからね」と言い添えれば，どんどん処方していいよ．

# 17 術後の回復

### 西洋医学では
西洋薬剤で特に使用するものはなし．

### 術後の漢方薬
- 開腹術後の腸閉塞予防　　　　　　→ 大建中湯❿
- 硬膜下血腫手術後の再発予防　　　→ 五苓散⓱
- 一般的な手術後　　　　　　　　　→ 補中益気湯㊶

＊基本の飲み方　1日2〜3回　飲める範囲で

　手術が必要で外科に紹介したり，もしくは術後に自宅近くのプライマリケア医に紹介となる事例もあります．手術で病変部位を取り切るか，術後の化学療法を施行し終われば，西洋医学的治療は一旦終了していますが，その直後では，術前に比較して，体力が完全には回復していないことが少なくありません．

### 漢方　術後の回復といえば漢方！

　開腹術後の腸閉塞予防に関する大建中湯❿処方は，外科でもだいぶ一般的にはなってきました．大建中湯❿の構成生薬には，山椒や乾姜など身体を温める作用もあり，腹部の冷えや膨満感に適応があります．また，上部消化管手術後には，ダンピング症候群や消化不良を起こすことがあり，六君子湯㊸の適応となります．六君子湯㊸は消化管の排出促進作用が示されています．上部消化管のもたれ感が強い，もしくは下痢・軟便傾向であれば，半夏瀉心湯⓮も適応となります．

　硬膜下血腫術後では，五苓散⓱内服により，血腫の再発が予防できるとされています．
　その他の一般的な術後の回復には，補中益気湯㊶と十全大補湯㊽が用いられます．入院は過ごす環境が変わり食事も変わり，体力は落ちますので，入院して手術をする場合には，補中益気湯㊶の適応と言えます．長時間の大きな手術や，放射線治療や化学療法を併用する場合には，より体力が低下する可能性を考慮し，十全大補湯㊽を選択します．ただし，十全大補湯㊽には地黄が含まれるので，消化器症状を起こす可能性があるため，既に食欲不振があったり，十全大補湯㊽内服後に消化器症状が起こらないかは，注意が必要です．

## CASE 22　70代男性　主訴：胃癌術後のダンピング症候群・体重減少

　高血圧と脂質異常症でかかりつけの方．胃癌の手術を他院消化器外科で施行し，体重減少とダンピング症候群を認めた．外科主治医からは食事療法の指導を受け，フォローの内視鏡では異常なく，ダンピング症候群や体重減少は経過を見る方針となっていた．術前から3kgの体重減少があり，相談を受けた．西洋医学的には器質的な異常はなく（転移巣もなし），食事指導以外の治療は難しいため，漢方薬治療を勧めた．上部消化管術後であり，食後の膨満感が強いことから，六君子湯❹❸朝夕2回各1包食前内服で開始した．内服して7日ほどで，食後の膨満感が改善し，空腹感を感じるまでの時間が短くなったとのことで，その後も内服継続し，術後半年ほどで，体重も回復傾向となった．

### 解説

　西洋医学的には，がん病変を全て切除し（転移もなく），フォローの内視鏡でも異常なく，患者さんの訴えの原因の器質的な異常が認められなければ，このような訴えには経過観察の方針となることが少なくありません．この患者さんは，消化器外科で「六君子湯❹❸を内服したら食後の膨満感も体重減少も改善した」と話したところ，「自然経過で改善することもあり，漢方薬の効果かどうかははっきりしない」と言われたそうです．患者さんの症状がよくなれば，改善した原因が漢方薬でもそうでなくても，それは構わないかとは思いますが，漢方薬を治療の選択肢に加える意義をもっと伝えるためにも，こういった症例の報告は大切かと考えます．

---

**がん治療の補完医療のための漢方薬**

- ●体力低下のファーストチョイス　➡十全大補湯❹❽
- ●呼吸器系のがん　➡人参養栄湯⓴⓼
- ●もたれ感など地黄の使用を避けたい　➡補中益気湯❹❶
- ●下痢　➡半夏瀉心湯⓮ or 柴苓湯⓮
　　　　（冷えが強ければ人参湯㉜ or 真武湯㉚）
- ●腸管ガス貯留　➡大建中湯⓵⓵
- ●食欲不振　➡六君子湯❹❸

＊基本の飲み方　1日2～3回　飲める範囲で

---

　手術や化学療法，放射線治療など，がんの西洋医学的治療は日々進歩しています．プライマリケアで相談されるのは，西洋医学的にはしっかりと治療を受けていながらも，術後や化学療法などに伴う，体力低下や消化器症状などです．まさにジェネ★モダ漢方の出番かと考えます．漢方薬には依存性の報告はなく，副作用もほとんどありません．費用も高額でなく，試しに使用して，よければ継続する方針で，西洋医学的治療の補完医療としては十分ではないかと考えます．

# 18 気管支喘息・COPD

## 気管支喘息の西洋医学では

| 症状，所見・検査 | 発作（急性増悪）の治療 | 慢性期の治療 |
|---|---|---|
| ・呼気時の喘鳴，呼吸困難，夜や季節性に憎悪する咳嗽，アレルギー疾患やアトピーなどの既往<br>・（気管支拡張薬による）可逆性の閉塞性障害（呼吸機能検査），喀痰好酸球陽性 | 酸素吸入，SABA（短時間作用型β2刺激薬）吸入薬，ステロイド（内服・静注） | ・日常管理（controller）は吸入ステロイド（+LABA：長時間作用型β刺激薬）<br>・発作時の治療薬（reliever）はSABA吸入薬，その他ロイコトリエン拮抗薬やテオフィリンなど |

## COPDの西洋医学では

| 症状，所見・検査 | 急性増悪の治療 | 安定期の治療 |
|---|---|---|
| ・労作時呼吸困難，慢性咳嗽，喫煙歴など<br>・呼吸機能検査で1秒率<70％（気管支拡張薬吸入後），胸部X線写真（肺癌や心不全の除外） | SABAや抗コリン薬吸入，ステロイド（内服・静注），細菌感染あれば抗菌薬投与，酸素吸入，呼吸器管理を検討 | 禁煙，ワクチン（インフルエンザ・肺炎球菌），薬物治療（気管支拡張薬，ステロイドの吸入），在宅酸素療法，呼吸器リハビリテーション |

### 気管支喘息 COPD などの漢方薬

- ファーストチョイス　→麻杏甘石湯 55
- 湿性咳嗽に　→清肺湯 90
- 乾性咳嗽に　→麦門冬湯 29
- 慢性期の体力低下　→補中益気湯 41（より弱ったら人参養栄湯 108）

＊基本の飲み方　1日2〜3回　飲める範囲で

　プライマリケアで気管支喘息の診療をする場合，多くは，既に診断のついた例ですが，その中でも急性増悪や，コントロール不良，もしくは未診断の症例も見受けられます．特に高齢者の発症例では，心不全との鑑別が大切とされます．急性増悪やコントロール不良

の治療には，西洋医学的治療が優先されると考えます．詳細は成書に譲ります．

一方，COPD は，やはり多くが既に診断のついた症例ですが，安定期だけでなく，肺炎などによる急性増悪のケースの対応も必要となり，その場合には西洋医学的治療が優先されると考えます．徐々に不可逆的変化が進み，在宅酸素の導入や，外来から訪問診療へ移行していく症例もあります．

## 漢方　発作の頻度を減らしたり，体力低下を補うという考え方で

気管支喘息の発作には西洋医学治療が優先されますが，漢方薬治療により，発作の頻度を減らせる可能性があります．第一選択は麻杏甘石湯［55］です．麻杏甘石湯［55］は，麻黄・杏仁・甘草・石膏から成り，麻黄湯［27］の中の桂皮を石膏に変えたものです．この変化は，麻黄湯［27］は身体を温めて発汗させる作用がある一方，石膏は熱を取ります．麻黄が飲めない場合は，柴朴湯［96］を試します．柴朴湯［96］は半夏厚朴湯［16］＋小柴胡湯［9］です．麻杏甘石湯［55］を発作が出そうになったときに内服して，普段は柴朴湯［96］を内服する方法もあります．

COPD では，慢性期に，湿性咳嗽があるなら清肺湯［90］，乾性咳嗽なら麦門冬湯［29］が適応となります．

また，漢方薬治療の特徴として，呼吸器症状に対応する処方以外に，繰り返す喘息発作や COPD による体力低下を改善させる処方があります．気管支喘息も COPD も，コントロール不良では，体力低下や疲労感につながります．これに対応するには西洋薬より漢方薬が向いています．漢方薬内服により，食欲や体力が回復して，結果的に急性増悪の頻度を抑えられる可能性があります．第一選択は補中益気湯［41］です．より体力が低下してきた場合には，人参養栄湯［108］です．人参養栄湯［108］は，十全大補湯［48］の呼吸器バージョンと考えられます．これらの処方で，体力を少しでも改善させて，労作時呼吸苦や携帯酸素を持ち運ぶのすらも疲れるという症状を緩和できる可能性があります．人参養栄湯［108］には地黄が含まれるため，内服後の消化器症状には念のため注意しましょう．

## CASE 23　80 代男性　主訴：労作時吸吸苦

30 年来の COPD 患者で，吸入ステロイド（β刺激薬含）やロイコトリエン拮抗薬を使用しているが，低酸素血症はないものの，呼吸苦により頓用のβ刺激薬吸入の回数が増えてきて，以前はできていた農作業もできなくなってきた．食欲はあるものの体重減少もあり，これらの症状から，補中益気湯［41］を朝夕 2 回各 1 包食前内服で開始した．2 週間後，頓用吸入薬の使用頻度が減り，短時間であれば農作業を再開することが可能になった．その後，定期採血や胸部 X 線写真などでフォローしながら，補中益気湯［41］を同量内服継続して，内服前より通院する表情も明るくなった．それから約 2 年半後，肺炎による COPD 急性増悪で，入院加療となった．入院を機に，一旦補中益気湯［41］内服は中止になったが，経口摂取再開後，本人と入院主治医との相談で再開となり，在宅酸素を導入して，退院後は訪問診療に切り替えた．

**解説** 　当初，漢方薬を処方すると伝えたときに，ただでさえ咳き込むのに，粉薬を飲むのはちょっと…と，難色を示されたのを記憶しています．しかし，補中益気湯㊶の内服を開始して2週間で，呼吸苦や易疲労感も改善を認めました．その後，2年以上内服を継続しています．漢方薬は，入院して内服整理をすると，場合によっては中止の対象となることもありますが，この方は，退院前に再開され，訪問診療に切り替わったあとも内服継続しています．

　当直明けに自分が疲労回復に飲む薬と，COPDの慢性期の患者さんが内服する薬とが同じであることも，漢方薬の興味深い点かと思われます．

**Q** 脱毛って治るんですか？

**A** 完全に禿げたらダメだよね．でも円形脱毛症や，禿げ始めには効くよ．僕も昔は高級育毛剤を使用していたんだ．家内に後頭部が薄くなってきたと言われて．でも効かなかったね．その後，大柴胡湯❽を飲むようになって，毛が生えてきたよ．今は，幸いフサフサだよ．

# 19 ピンポイントで処方できる

**ピンポイントで処方できる漢方薬**

- こむら返り　　　　　　→ 芍薬甘草湯 ㊻
- 咽頭閉塞感　　　　　　→ 半夏厚朴湯 ⑯
- 認知症の周辺症状　　　→ 抑肝散 ㊺
- 凍瘡　　　　　　　　　→ 当帰四逆加呉茱萸生姜湯 ㊳
- 膝関節痛　　　　　　　→ 防已黄耆湯 ⑳
- 妊娠悪阻　　　　　　　→ 小半夏加茯苓湯 ㉑
- 夏ばて　　　　　　　　→ 清暑益気湯 ⑯
- 乾性咳嗽　　　　　　　→ 麦門冬湯 ㉙
- 便秘　　　　　　　　　→ 麻子仁丸 ⑫
- アレルギー性鼻炎　　　→ 小青竜湯 ⑲
 　　　　　　　　　　　　（麻黄が飲めなければ苓甘姜味辛夏仁湯 ⑲）
- 咽頭痛　　　　　　　　→ 桔梗湯 ⑱
- 疲れやすい　　　　　　→ 補中益気湯 ㊶

＊基本の飲み方　1日2〜3回　飲める範囲で or 頓用

　専門的な東洋医学的診察をしなくても（もちろんしても構いませんが）症状から処方を出すこと（漢方薬治療）が可能な症状を挙げました．ただし，処方によっては，1日3回の定期内服では過量になることがあるため，処方量については注意が必要です．

## 漢方　こむら返りにピンポイント，芍薬甘草湯 ㊻

　こむら返りには，有名な芍薬甘草湯 ㊻ が適応となります．ただし，1日3回の内服では甘草の過量投与となることから，頓用もしくは1日1回1包内服を原則とします．芍薬甘草湯 ㊻ は即効性があり，枕元に置いておけば，こむら返りが起こって内服すれば数分以内に改善します．また，構成生薬の種類が少ない（芍薬甘草湯 ㊻ ＝芍薬＋甘草）処方は，即効性がある一方で，連用では効果が減弱するともされており，もし，しばらくこむら返りが起きていないなら，1日1回の内服も終了してみるのもよいでしょう．

## CASE 24　80代男性　主訴：浮腫の増悪で来院

　ここ1週間ほどで浮腫が増悪してきたとの訴えで来院した．薬剤手帳を確認すると，こむら返りに対して，他院から芍薬甘草湯❻❽を朝昼夕3回各1包食前内服で半年近く処方されていることがわかった．最近1ヵ月以上，こむら返りは起きておらず，浮腫の原因として，甘草の過量投与の懸念され，採血後，低カリウム血症が判明した．芍薬甘草湯❻❽中止により，その後カリウム値と浮腫は改善した．

**解説**　こむら返りに芍薬甘草湯❻❽が効果があることは，プライマリケアに携わる医師の間でも広まってきてはいますが，「漢方薬は身体にやさしい（＝副作用は全くな︎い︎）」と考えている患者さんもいます．甘草の過量投与をはじめ，漢方の副作用には，医療者が注意していく必要があると思います．患者さんには，「漢方薬は昔から使われてきた薬なので，比較的安全ですが，薬なので副作用は起こり得ます」と説明するようにしています．

**漢方**　咽頭閉塞感にピンポイント，半夏厚朴湯⓰

　「のどに常に何かが引っかかっている」もしくは「のどが詰まる」という主訴は，プライマリケア外来では比較的多い訴えの1つです．急性期の症状であれば，軽症なものでは上気道炎から，急性喉頭蓋炎など緊急性のある疾患もあり，西洋医学的な鑑別も大切になりますが，救急外来よりはプライマリケア外来では，半年以上や数年の単位での訴えである割合が多くなります．そのような慢性的な咽頭閉塞感には，まだ精査が行われていなければ，内視鏡検査（耳鼻咽喉科もしくは消化器内科）も検討する一方，漢方薬の第一選択は半夏厚朴湯⓰になります．ジェネ★モダ漢方では，患者さんとのコミュニケーションのうえで，半夏厚朴湯⓰を内服開始しつつ内視鏡検査を並行して行うか，半夏厚朴湯⓰の内服を開始して2〜4週間後も症状が全く改善しなければ内視鏡検査を検討するなど，症状の程度や患者さんとの相談の中で治療方針を決めていければよいと考えます．

## CASE 25　40代女性　主訴：咽頭閉塞感・胸痛

　数年来の咽頭閉塞感と胸痛があり，精査目的にて来院した．心電図や胸部X線は，これまで健診で異常を指摘されたことはない．体位や労作，食事など症状が増悪する要因ははっきりしない．以前にPPIを処方されたことがあったが，効果が乏しかった．半夏厚朴湯⓰を朝昼夕3回各1包食前内服で開始して，2週間後ある程度の主訴の改善を認めた．

**解説**　慢性の咽頭閉塞感と胸痛では，循環器系疾患やGERDなど器質的な疾患は考慮したうえで，不安が強ければ，ベンゾジアゼピン頓用や抗うつ薬の処方が検討されるかもしれません．ベンゾジアゼピンには依存性，抗うつ薬には特に内服初期に消化器症状など，いずれも副作用が起こり得ます．その前に漢方薬を第一選択として，それで効果がなければ西洋

薬を考慮したいと考えます.

## CASE 25 続き

症状に対する患者さん自身の考え（解釈モデル）を聴くと，親が心筋梗塞で亡くなっており，循環器系の疾患の不安が強いとのことだった．半夏厚朴湯⑯内服で咽頭閉塞感や胸痛は緩和されたが，患者さんと相談し，ホルター心電図と心臓超音波検査を施行した．いずれも症状の原因となる所見は認められなかった．

その後，半夏厚朴湯⑯を２ヵ月ほど内服した後に，さらに症状を改善させたい希望があり，柴朴湯(96)や茯苓飲合半夏厚朴湯(116)に変更したが，いずれも漢方薬の効果が減弱されたため，半夏厚朴湯⑯に戻して現在も内服中である．

**解説** この患者さんは狭心症や心筋梗塞のリスクファクターは指摘できませんでしたが，解釈モデルから，診療所でできる検査はしたうえで，漢方内服継続という方針となりました．心臓の検査で異常がなかったため安心したこともあり，不安や胸痛の症状増悪を認めなくなったとのことでした．柴朴湯(96)（＝半夏厚朴湯⑯＋小柴胡湯⑨）で半夏厚朴湯⑯の効果がある病態でも，こじれたときに適応があり，茯苓飲合半夏厚朴湯(116)にもその名の通り半夏厚朴湯⑯が含まれます．いずれも構成生薬が増える影響か，この患者さんでは半夏厚朴湯⑯が，内服して一番シャープに効果を感じると話しています．

## 漢方 認知症のBPSD（興奮・易怒性など）にピンポイント，抑肝散(54)

認知症と診断される患者さんが増加するに従い，抑肝散(54)が使用されることも増え，別の症状が主訴の患者さんに抑肝散(54)を処方すると「それは認知症の薬ではありませんか（自分は認知症ではないのに）」と患者さんから尋ねられることも出てきました．抑肝散(54)は，興奮状態を鎮める作用があるため，認知症のBPSD（Behavioral and Psychological Symptoms of Dementia）だけでなく，不眠や，禁煙補助薬の副作用軽減，学会などの発表前に緊張して落ち着かないときなどにも効果があるとされます．

認知症の記銘力障害（中核症状）は，患者さんの家族からも認知症として理解しやすい症状ですが，BPSDは一見，性格が変わってしまったかのような印象を家族に与えることもあります．今までの経過を問診で聴いたうえで，興奮や易怒性，介護への抵抗などの症状が，認知症の経過の１つとも考えられることを家族に伝えると，「認知症はもの忘れだけではなかったのか」と家族に気付いてもらえることもあります．

認知症のBPSDに抑肝散(54)を処方する場合は，高齢者への処方となることが多く，１日３回の内服では，抑肝散(54)３包中の甘草は1.5 gとそこまで多くはないものの，高齢者では西洋薬も含めて併用薬も多い影響もあり，偽アルドステロン症（低カリウム血症や浮腫）には注意が必要です．同じ理由から，他院の処方も含めて，すでに漢方薬を内服していないかも確認が必要です．

## CASE 26　80代女性　主訴：アルツハイマー型認知症

認知症にてドネペジルを内服中の患者さんが，夜間の徘徊や興奮が強くなってきた，と家族から相談を受けた．家族から抑肝散❺の内服追加希望があった．高齢であり，他の西洋薬の内服回数に合わせて，1日2回以内からの開始を勧めたが，家族から1日3回で内服を開始してみたいと希望があった．副作用を説明したうえで，抑肝散❺朝昼夕3回各1包食前内服で開始したところ，数日で興奮がおさまり，その後も内服継続した．1週間後，興奮はおさまったものの，ここ2日ほどで急に浮腫が増強してきたとのことで来院された．抑肝散❺を中止し，血液検査を施行したところ，低カリウム血症が判明した．

**解説**　認知症のBPSDへの抑肝散❺の効果は広く知られるようになってきましたが，処方されるのは高齢者が多くなることもあり，甘草による副作用を常に念頭に置く必要があります．しかし，これには個人差があります．甘草による偽アルドステロン症は，多くは可逆性であり，この患者さんも抑肝散❺中止にて浮腫も低カリウム血症も改善しました．その後，家族より再開希望が強くなり，抑肝散❺を眠前1回投与に減量して再開し，浮腫や電解質異常の再燃は認めていません．

**漢方**　### 耳鳴と難聴

プライマリケア外来で耳鳴や難聴を訴える患者さんは，すでに耳鼻科を受診していて，治りにくいものであることが少なくありません．漢方でその耳鳴や難聴を改善させるのは，大塚敬節先生も難しいとおっしゃっています．ただ，高齢者の耳鳴や難聴に，八味地黄丸❼を処方して，それらの症状が以前よりも気にならなくなることは経験しています．

**漢方**　### 髪の毛が薄くなってきた！

男性型脱毛症（androgenetic alopecia：AGA）やストレスによる円形脱毛まで原因はさまざまですが，AGA専門外来や心療内科に行く前に，日常のプライマリケア外来で相談されることもあります．それを狙って処方して改善を認めた経験はまだありませんが，柴胡が含まれる処方が有効とされてはいます．代表的な処方は大柴胡湯❽や柴胡加竜骨牡蛎湯⓬です．便秘が強ければ大柴胡湯❽，ストレスが原因として考えられるなら柴胡加竜骨牡蛎湯⓬がお勧めです．

# 20 高齢者

　ここまで，漢方薬治療がファーストチョイスとなる症状を紹介しましたが，漢方・東洋医学では，高齢者はまた違った1つの病態と考えることもあり，高齢者のジェネ★モダ漢方については，別立てとして取り上げました．

### 虚弱高齢者とは

　老年医学では，健康で元気だった高齢者が，徐々に弱々しくなっていくのを「虚弱化」と呼び，弱々しい高齢者を「虚弱高齢者」と呼んでいます．

#### 表1　虚弱高齢者の特徴

- 複数の健康問題をあわせ持っている
- 問題の原因は，単一ではなく複雑に関係し合う
- 症状の現れ方には個人差や多様性が大きい
- 非特異的な症状が，重大な疾患の症状である場合がある
  （例：食欲がない，だるい⇒肺炎や尿路感染など，重篤な感染症の症状のことがある）
- 本人が自覚せずに訴えない問題もある（例：浮腫や腹部腫瘤など）
- 若年者とは症状の現れ方が異なる疾患もある
  （例：もの忘れで気づかれるうつ病など）
- 多剤投薬（polipharmacy）になる傾向がある
- 若年者よりも生理的な機能が低下しており，薬剤の効果や副作用が現れやすい
- 薬剤による医原性の問題が隠れていることがある
  （例：NSAIDsによる消化管出血や腎機能低下，睡眠薬や向精神薬によるふらつき，転倒など）
- 入院，転倒などのイベントにより，機能低下が起きやすい

（藤沼康樹編：新・総合診療医学（家庭医療学編），カイ書林，2012より）

### 漢方　高齢者の漢方処方のポイント

　高齢者で薬剤の代謝も遅れるのは，漢方に関しても例外でなく，必ずしもエキス剤を1日3回で処方する必要はありません．漢方の効果は用量依存性ではないこともあり，1日2回やその他の薬剤が1日1回なら合わせて1日1回からでも効果が得られることもあります．副作用については，少量でも起きやすいと考えられ，注意が必要です．

　内服方法については，理想は空腹時ですが，高齢者では既に食後の薬が複数ある場合など，新たに空腹時に漢方を加えることが容易でないこともあるので，食前に忘れて結局内服しないよりは，食後でも，まずは内服してもらうことが第一かと考えます．それで効果が認められた場合には，患者さん自ら「どう飲めばさらに効果が得られるのか」と考えて，結果的に空腹時3回内服が可能になることも経験しています．

### 漢方　どのくらいの期間飲めばよいのか？

　漢方薬は，西洋薬ほど劇的な効果が必ずしも得られなくても，急性の副作用は生薬に対するアレルギー以外はまれと考えられますので，漢方薬は高齢者に適した治療手段と言えます．また，高齢者が抱えている症状は，長年，西洋医学的に検査や治療をしても解決していない，もしくは原因がわからないなど，慢性的に残っている症状と考えると，次の治療の選択肢として，漢方はふさわしいのではとも考えられます．

　もちろん，長年悩まされている症状を例えば，週の単位以内でゼロにできるかというのは，漢方には期待できないかもしれません．漢方の大家である大塚敬節先生も，治るまでには「患った年数の半分ほど必要」とおっしゃっていたと聞きますが，プライマリケア診療で漢方薬処方する場合に，効果が感じられずに何年も同じ処方を出し続けることは，あまり現実的とは言えません．実際には，2〜4週間内服して，狙った症状が少しでも改善すればもちろん，目的の症状以外でも，便通が改善した，食欲が増した，冷えが改善したなど，何かしらポジティブな変化が認められた場合には継続しようというのが，ジェネ★モダ漢方の考え方です．

　そして，新見先生もおっしゃっていますが，人間は悩ませられていた症状が改善してくると，薬を飲むことも忘れていくこともあります．自覚症状がなくても検査所見で調節していく降圧薬や血糖降下薬などと違い，漢方は基本的には症状に対して処方を決定するので，自覚症状が治まった結果飲み忘れて漢方が余っていくことは，良しとすることはあれ，西洋薬のように「症状がなくてもきっちり飲みましょう」とは，そこまで言う必要はないのではと考えます．

### 漢方　飲めさえすれば始められる

　高齢者では，血糖や血圧のコントロールよりも，便通や排尿，食欲，睡眠，運動などが保たれているかの方が，優先されることもあります．また，疼痛や苦痛があれば緩和させ

ることも，重要な要素です．実は，それらの症状の改善・維持には，漢方薬が得意であったりします．内服さえできればすぐに開始できるのも，漢方薬の魅力の１つです．

また，漢方薬は試飲ができます．症状がない場合に，西洋薬の鎮痛薬や睡眠薬を内服する気にはなれませんが，漢方薬は，試飲してみて，味によって自分に合うのか合わないのかを確かめることができます．

私も，症状がないときには，麻黄湯（まおうとう）(27)は苦味が強くてなかなか飲みにくいですが，発熱して発汗がないときなどは，４時間おきに３回も内服することができます．自分の体調により，甘く，もしくは苦く感じたりと味が変わるのも，漢方薬の特徴です．一般的には，甘いか，苦くても続けられると思える漢方薬のほうが効果もあるとされています．とても苦くて飲めないという場合は，その処方の継続は中止したほうが無難かと考えます．新見先生の言葉を借りれば，「苦くても飲めさえすれば，何ヵ月か経ったところで振り返ってみると，そういえば漢方を内服する前よりは体調が良いなと感じられることもある」ので，患者さんにもそのように説明しています．

## 漢方 高齢者こそ漢方薬！

高齢者向けの漢方薬は，高齢者だけでなく，もちろん若年成人が内服しても安全な処方です．漢方薬にも即効性があるものがありますが，概してそれらの薬は，即効性がない薬に比較すると，副作用も起きやすいことがあります．そして，代謝機能が衰えてきた高齢者が内服可能な処方は，若年成人が内服しても，効果がマイルドになる可能性はあっても，作用が強すぎることはあまりないのです．

## 漢方 便秘には，もちろん漢方薬！

高齢者の多くが便秘により緩下剤を内服しています．西洋薬でも漢方薬でも，少ない種類の成分から構成される薬（例：芍薬甘草湯（しゃくやくかんぞうとう）(68)，大黄甘草湯（だいおうかんぞうとう）(84)）は，当初の効果は強くても，連用で耐性が生じることが経験的にいわれていますが，だからといって，下剤を重ねて出すと，今度は下痢になったり，下剤だけで数種類の内服が必要になるなど，多剤内服の要因ともなります．

漢方薬治療では，第一選択は麻子仁丸（ましにんがん）(126)です．それまで複数の西洋薬の下剤を内服していて効果が不十分でも，麻子仁丸（ましにんがん）(126)が効果を示すことがあります．西洋薬は単一成分ですので，連用で耐性が起きると考えられますが，漢方薬は（便秘薬も含めて）複数の生薬から構成されていますので，西洋薬に比較すると耐性が起きにくいと言われています．内服量は１日１包眠前から開始を勧めています（1/2 包でもよい場合もあります）．高齢者では，１日３回だと便が緩くなったり，内服量が多すぎることがあるようです．麻子仁丸（ましにんがん）(126)以外でも，漢方の便秘薬は，潤腸湯（じゅんちょうとう）(51)，大黄甘草湯（だいおうかんぞうとう）(84)などがありますので，使い分けを示します．

漢方では，便秘は諸症状の根源とも言われ，便秘が改善されると消化管運動が回復して食欲が戻ることはもちろん，皮膚症状なども改善すると言われています．高齢者は薬が効

### 高齢者の便秘の漢方薬

- ファーストチョイス　→ 麻子仁丸❿
- 麻子仁丸❿でも便が乾燥している　→ 潤腸湯❺
- 麻子仁丸❿が無効　→ 大黄甘草湯❽（大黄＋甘草のみ，効果は速い）
- 大黄甘草湯❽も無効　→ 桃核承気湯❻ or 大承気湯❸
  （大黄＋芒硝の生薬の強力セット）
- 麻子仁丸❿で効きすぎる
  or 腹痛あり　→ 加味逍遙散❹（大黄なしのマイルドタイプ）
- ガスがたまって便秘に　→ 大建中湯⓴

＊基本の飲み方　1日1回眠前から開始（効果乏しければ増量）

きすぎてかえって軟便になることもあるので，処方のさじ加減が難しいですが，西洋薬のみでコントロールが難しい便秘や，粉薬の内服に抵抗がない高齢者には，当初から便秘の漢方薬治療をお勧めしたいと考えます．

### CASE 27　79歳男性　主訴：便秘症

長年，便秘症に酸化マグネシウム製剤を内服しているが，徐々に効果が薄れてきて，増量を勧められたが，増量による高マグネシウム血症の可能性を指摘され，漢方薬治療を希望した．麻子仁丸❿を1包眠前に内服開始したところ，1週間で快便になり，現在も同量で内服を継続している．

**解説**　西洋薬の便秘薬は単一成分であるものが多く，効き目も速い一方で，長期内服で効果が薄れていくことが指摘されています．漢方薬は，複数の構成生薬から成り，効き目はマイルドながら，効果は比較的保たれます．この患者さんは，数年来の便秘が麻子仁丸❿1包で，驚くくらいに決まった時間に快便になり，漢方薬がこんなに劇的に効くのは知らなかったとおっしゃっていました．漢方薬の効果にはもちろん個人差がありますので，麻子仁丸❿1包で効果が足りなければ，1包ずつ1日3包まで増量可能です．

**漢方**　高齢者の上気道炎こそ漢方で！

加齢による諸機能の低下から，高齢者の上気道炎は，病状が進むスピードに比べて，回復はだんだん遅くなっていきます．家庭医療のクリニカル・パールの1つに，高齢者の上気道炎や肺炎は"患った期間の「3倍」回復に掛かる"と言われます．例えば，インフルエンザ感染症で3日間寝込んだ場合には，食欲や活気が元通りになるには9日間ほどかかるということになります．

高齢者は漢方薬も含めて，薬が標準量より少量でも効果が強く出ることがあるため，上

### 高齢者の上気道炎の漢方薬

- 初期で麻黄が（なんとか）飲める　→麻黄附子細辛湯❿
- 初期で麻黄が飲めない　→桂枝湯㊺，香蘇散⓻⓪
- 中期以降（罹患して4〜5日以上経過）　→柴胡桂枝湯❿，参蘇飲⓺⓺
- 回復期（改善傾向だがすっきりしない）　→補中益気湯㊶

＊基本の飲み方　1日2〜3回　飲める範囲で

### 上気道炎症状にピンポイントで

- 乾性咳嗽　→麦門冬湯㉙
- 湿性咳嗽　→清肺湯⓽⓪
- 鼻汁　→小青竜湯⓳（麻黄が飲めなければ，苓甘姜味辛夏仁湯⓫⓽）
- 咽頭痛　→桔梗湯⓭⓼（冷やして飲む）
- 上気道炎後の体力低下　→補中益気湯㊶
- 副鼻腔炎　→葛根湯加川芎辛夷❷（麻黄が飲めなければ辛夷清肺湯⓵⓪⓸）

＊基本の飲み方　1日2〜3回　飲める範囲で

気道炎に処方される西洋薬の，総合感冒薬（PL顆粒®など）では眠気が，抗ヒスタミン薬では口の乾きや眠気が，NSAIDsでは消化器症状が出やすくなります．西洋薬では年齢により上気道炎の薬の種類は選べませんが，漢方薬では，含まれている麻黄の量が少ない処方や，麻黄が含まれていない処方を選択することで，高齢者の上気道炎にも対応することが可能で，西洋薬よりも治療の選択肢が広がります．また，高齢者では，既に定期処方がある方も少なくなく，例えば，咽頭痛，咳嗽，痰，鼻汁など各症状に西洋薬を追加していくと，処方はより多くなっていきます．たとえ1週間以内でも処方がいくつも増えることは，あまり望ましくないと考えると，上気道炎の漢方薬治療は，原則単剤ですので，内服をそれほど増やさずにすみます．

## 漢方　麻黄剤はそこそこに，柴胡剤にシフト

高齢者では麻黄による交感神経刺激作用（動悸，頻脈，尿閉：前立腺肥大症があれば要注意）が出やすいことが考えられ，発症初期は麻黄剤が飲めても，中期以降長引いている場合は飲めなくなる確率が高くなります．そこで，代わりに柴胡桂枝湯❿（小柴胡湯❾＋桂枝湯㊺）や補中益気湯㊶（柴胡が含まれます）などの柴胡剤を使用します．柴胡剤（代表格は小柴胡湯❾）は，病初期よりは中期以降，すっきりしない，こじれた場合に適応となります．柴胡桂枝湯❿は，病初期でない場合に，まだ桂枝湯㊺の適応なのか，もしくはもう中期以降の柴胡剤（小柴胡湯❾）の適応なのかの，判別が難しくても使用可能な，桂

枝湯㊺と小柴胡湯⑨，双方が合わさった便利な処方です．構成生薬の数が多いので効果発現まで時間がかかるため数日でシャープな効果を期待するよりは，1週間ほど内服して効果を見ます．高齢者の上気道炎では，若年成人とは異なり，「麻黄剤はそこそこに，柴胡剤にシフト」していく方針が高齢者の漢方薬治療の特徴でもあります．もちろん症状が長引けば，西洋医学的な精査を見直すことも必要であると考えられます．

## CASE 28　77歳男性　主訴：上気道炎

寒い屋外に長時間いた後に，鼻汁と咽頭痛，湿性咳嗽がでて，他院を受診した．総合感冒薬を処方され内服したが改善せず，抗菌薬を追加処方された．抗菌薬内服後も症状が改善せず，当院受診した．既往は逆流性食道炎あり，PPIを内服中である．麻黄附子細辛湯(127)を朝昼夕3回各1包食前内服を5日間処方したところ，1包内服したところで屋外でも身体が温まるのを感じ，3日間内服して，上気道炎の全ての症状が改善し，再燃を認めなかった．

**解説**

改善しない上気道炎症状に根拠なく抗菌薬を処方することは勧められていません．高齢者では抗菌薬が腸内細菌に影響し下痢を起こす可能性など，抗菌薬によるデメリットが大きくなることも指摘されています．この患者さんは，抗菌薬を中止して漢方薬が処方されたときに，内服前はその効果にやや懐疑的だったと正直に後でおっしゃっていましたが，なおさらその速い効果発現に驚かれたそうです．その後は上気道炎の際には，毎回麻黄附子細辛湯(127)を内服するようになりました．

## 漢方　高齢者の不眠

**高齢者の不眠の漢方薬**

- ◉イライラしたり，いろいろ思い出して眠れない　➡抑肝散(54)
- ◉不安があり寝床で熱感が気になるなど　➡加味帰脾湯(137)
- ◉上記2剤無効 or 赤ら顔・上半身中心のほてりや鼻出血がある場合　➡黄連解毒湯⑮
- ◉心身ともに疲労しているが神経過敏で眠れない　➡酸棗仁湯(103)

＊基本の飲み方　1日2〜3回　もしくは眠前1回から開始

ベンゾジアゼピン系薬剤使用に関して，世界では長期投与の危険性（依存性や離脱症状，転倒の危険性増など）が指摘されています．長期連用者は，特に以前に開始されたものをずっと内服している高齢者に多いとされ，一度内服開始するとなかなか止められない傾向があります．他の薬は余っていてもベンゾジアゼピンだけはきっちり飲んでいる患者さんも少なくありません．漢方薬には，ベンゾジアゼピンなどの西洋薬ほどの切れ味はないものの，依存性や離脱症状などは現在まで報告されていませんし，ベンゾジアゼピンの新規

処方を避けたり，減量させ得る可能性があります．

いずれの漢方薬も，ベンゾジアゼピンのように，効きすぎて翌日に持ち越すことはないので，1日2〜3回で開始するか，眠前1回から開始するかに決まりはありません．個人差はありますが，よく効く場合は，頓用で眠前に1包，高齢者の不眠を治す漢方薬どれかを飲むだけでも眠れることもあります．酸棗仁湯(さんそうにんとう)103は，夕食前と眠前に1包ずつ内服する方法も，経験的に知られています．

## CASE 29 70代男性　主訴：入眠困難

高血圧・高脂血症で通院中．以前から入眠が困難で，ベンゾジアゼピンを内服したこともあったが，飲酒（機会飲酒）とベンゾジアゼピンの併用は不可と説明されて以降，ベンゾジアゼピンは飲まなくなった．もし漢方薬で入眠できるのであれば希望したいと受診．考え事をして眠れなくなることが多い．抑肝散(よくかんさん)54を1日2回各1包朝食前と眠前で内服を開始したところ，1週間で入眠できるようになり，抑肝散(よくかんさん)54は眠前頓用でも効果があるとのことで，内服を継続中である．

**解説**

抑肝散(よくかんさん)54が比較的切れ味よく効いた事例です．効果には個人差があり，抑肝散(よくかんさん)54を1日2回処方して，それほど睡眠時間は変わらないものの，床に入っていろいろ考えたり，日中の焦燥感（イライラ）が，改善された症例もありました．また，家族に試した事例で，私の母親は高血圧，鼻出血と不眠あり，黄連解毒湯(おうれんげどくとう)15を内服したところ，眠前1包内服・1週間ほどで，興奮が冷めて熟睡できるようになったとのことです．高齢者では，ベンゾジアゼピンよりも漢方薬を不眠の処方の第一選択に考えてもいいのではないかと思われます．

## 漢方　高齢者の頭痛・めまいには，釣藤散(ちょうとうさん)47

高齢者では，めまいそのものが主訴であれば，苓桂朮甘湯(りょうけいじゅつかんとう)39の適応も考えますが，釣藤散(ちょうとうさん)47は，高齢者が，めまいだけでなく，なんとなく頭が重い，頭痛なども長年患っているイメージです．早朝高血圧との関連か，早朝にそういった症状があることも多いとされます．

## CASE 30 90代女性　主訴：頭重感（なんとなくすっきりしない感覚）とふらつき

家族から脳MRIを受けることを勧められたが，自分としてはあまり検査がしたくない．本人と相談し，漢方薬内服で頭重感やふらつきが改善しなければ検査をしようということで，釣藤散(ちょうとうさん)47を朝昼夕3回各1包食前内服で開始した．開始4週間で頭重感もふらつきも改善したため，脳MRIは症状が再燃したら希望したいと一旦保留になった．

**解説**

家族からは検査を勧められても，症状に対する患者さん自身の考え（解釈モデル）を聴き出して，漢方薬内服で症状が改善して検査が保留になった一例です．もちろん症状の増悪を認めれば頭部画像検査の検討します．

# 21 小児

## 小児の漢方薬

- 発熱 → 麻黄湯 ㉗
- 咽頭閉塞感 → 半夏厚朴湯 ⑯
- 腹痛 → 小建中湯 ㉙
- 胃腸炎 → 五苓散 ⑰
- 頭痛 → 五苓散 ⑰
  → 抑肝散 ㊺の母子同服（母親も一緒に飲む）
- アトピー性皮膚炎 → 柴胡清肝湯 ⑳

＊基本の飲み方　1日2〜3回　成人量の小学生は1/2，幼稚園は1/3，それより下の年齢は1/4包

### 漢方　小児の漢方薬処方のポイント

プライマリケアでも小児を診療することがあります．乳児健診や上気道炎，発熱性疾患など，まずはプライマリケア（家庭医）に受診して，必要時は小児科専門医に紹介します．漢方薬については，粉薬さえ飲めれば適応になります．

小児では，体内の水分量が成人に比較して多いためか，さまざまな訴え（めまいの他，嘔気や下痢，頭痛など）に，体内水分の偏在が関与していると，漢方では考えられています．五苓散⑰は水分のアンバランスの是正に適応になります．

### CASE 31　6歳男児　主訴：嘔吐・頭痛

小学校で急性胃腸炎が流行しており，嘔吐と頭痛が強くなり，早退して母と受診した．発熱や頸部硬直はなく，腹痛も自制内で，下痢や脱水所見もなかったが，水分以外の経口摂取は困難であった．周囲の流行状況からも急性胃腸炎が疑われた．本人，母親と相談し，粉薬が内服可能であることから，五苓散⑰（1日に1包/複数回に分けて）を3日分処方した．また，今後下痢になる可能性も説明し，整腸剤も合わせて7日分処方した．その後，別の症状で後日来院された際に確認したところ，嘔吐と頭痛は，発症翌日には改善して，軟便にはなったが，五苓散⑰と整腸剤内服で改善したとのことだった．

### 解説

感染性の急性胃腸炎は冬季を中心に流行が拡大して，外来が急性胃腸炎の患者で大部分を占めることもあります．脱水所見が強くなければ，対症療法で軽快することが多いです

が，嘔気に対しては，メトクロプラミド（プリンペラン®）などのドパミン受容体拮抗薬は，特に小児の場合は，副作用である錐体外路症状の懸念もあり，成人よりも出しにくい点があります．一方で，五苓散⓱は，生薬へのまれなアレルギー以外は副作用はないため，経口摂取可能であれば，発症初期からでも処方可能です．成人同様，五苓散⓱が適する症状としては，口渇があって水を欲しがるのが，五苓散⓱が適応となる水分のアンバランスを示す症状です．この症例のように，整腸剤など西洋薬との併用も可能です．

## CASE 32　10歳男児　主訴：咽頭閉塞感

　訪問診療先で孫にあたる本患者の相談を受けた．約1年前から，喉の違和感が起こり，増悪時には閉塞感も生じる．小児科や耳鼻科受診し器質的な異常はなく，経過観察を勧められた．家庭内や学校生活上の大きなストレスはないとのことだが，テスト前には増悪する経過があり，心理的な要因も考えられた．漢方薬治療の了承を得て，半夏厚朴湯⓰を1包眠前内服から開始した．咽頭閉塞感の消失には至らなかったが，内服開始4週間で，増悪を認めることはなくなった．その後，柴朴湯⓺も試したが飲みにくいとのことで，半夏厚朴湯⓰に戻し，内服以前よりも増悪することは少なくなった．

**解説**　器質的な要因がなく，心理的な要因が考えられる場合，成人では，抗うつ薬や抗不安薬の使用も検討されます．ただし小児では，こういった処方の有効性や安全性は現時点では確立されておらず，漢方薬治療により，症状の（ある程度の）コントロールができれば，漢方薬が第一選択となり得るのではと考えます．

## CASE 33　8歳女児　主訴：アトピー性皮膚炎

　小児科でアトピー性皮膚炎を治療継続中．ステロイド外用治療を続けているが，改善に乏しく，小児科ではステロイドの外用薬を強い種類ものに変更することを勧められたが，漢方薬による治療を希望して受診した．柴胡清肝湯⓼を1日1包を複数回に分けて内服開始したところ，2〜4週間で，湿疹，掻痒とも改善傾向となり，小児科でも外用薬は変更せずに継続となった．6歳の弟も同様に湿疹があり，柴胡清肝湯⓼を開始した．

**解説**　これは，私の症例ではなく，大学院で陪席していたときの症例です．小児のアトピー性皮膚炎には，西洋医学的には，スキンケアやステロイド外用薬，抗アレルギー薬の内服などが選択されます．漢方薬に関しては，西洋医学的治療と併用することで，本症例のように，西洋医学的治療の効果を維持，向上できる可能性があります．

# 22 訪問診療

**訪問診療で使える漢方薬**

- 認知症周辺症状 ➡ 抑肝散 ㊾
- 食思不振 ➡ 六君子湯 ㊸
- 冷え ➡ 牛車腎気丸 ⑩ or 八味地黄丸 ❼ or
  当帰四逆加呉茱萸生姜湯 ㊳
- COPDや喘息の慢性期，介護疲れにも ➡ 補中益気湯 ㊶
- 便秘 ➡ 麻子仁丸 ⑫
- こむら返り ➡ 芍薬甘草湯 ㊳
- アレルギー性鼻炎 ➡ 小青竜湯 ⑲
  （麻黄剤が飲めなければ苓甘姜味辛夏仁湯 ⑲）

＊基本の飲み方　1日1〜2回（他の西洋薬の回数にあわせて）

### 漢方 ▶ 訪問診療こそ，ジェネ★モダ漢方の出番！

　訪問診療（在宅や施設などへの訪問診療）は，プライマリケア（家庭医療）の1つの大きな柱です．私も午前は外来，午後は訪問診療という流れで勤務をしています．訪問診療では，採血や携帯型の超音波検査などの検査以外は，臨床検査はその場では実施が難しく，採血結果も病院に帰ってからでないとわかりません．しかしながら，在宅の患者さんは，高齢であったりADLが低下して移動能力が低下したために，外来診療の継続が不可能で訪問診療に移行する場合が多く，急変するリスクは外来通院患者さんに比べると相対的に高くなり，できる検査は限られていても，決断を迫られることは少なくありません．そのような状況では，当然ながら検査に頼らない，問診や診察による診療が主体となります．問診や患部に触れる診察で処方選択が可能な，ジェネ★モダ漢方の出番と言えます．

### 漢方 ▶ 在宅ケアこそ，ジェネ★モダ漢方の出番！

　病院の専門外来から在宅の訪問診療に移行する症例には，進行がんや認知症末期でADLがベッド上になった患者さんや，西洋医学的には積極的治療が終了，もしくはこれ以上の積極的治療が難しいと判断されているケースがあります．ただし，これはCure（治すこと）を目指す段階が終わっただけで，Care（看ること）はその患者さんが亡くなるまで（患者さんの家族には患者さんが亡くなったその後も），続いていきます．Careには，疼痛

緩和に使用するオピオイドなど有効な西洋薬もありますが，漢方薬もその一役を担えると考えます．在宅患者さんの多くが，虚弱高齢者であり，西洋薬は腎機能や体重を考慮して少量から開始しても，時として効果が大きすぎたり副作用が出やすくなることも経験します．漢方薬は，加齢を1つの病態と考え，高齢者向けの漢方薬を用いて，有害事象が起こることをある程度防ぐことができます．気力や生命力が衰えていくことは自然の流れでもありますが，それらをやさしく賦活させていくような処方もあります．

## CASE 34　80代男性　主訴：認知症のBPSD

アルツハイマー型認知症の診断を受けて，他院へ外来通院していたが，認知症が進行して通院が困難となり，訪問診療を希望して当院紹介となった．ドネペジル（アリセプト® 5 mg）を数年内服している．主介護者は同居している妻で，徐々に興奮や介護への抵抗，暴言などが見られるようになり，相談を受けた．抑肝散❺₄を他の処方に内服回数を合わせて，朝夕2回各1包食前内服開始したところ，2週間で，興奮症状はおさまって，介護への抵抗も減り，妻の介護負担も軽減した．その後1日1回1包内服に減量しても症状再燃を認めなかったため，抑肝散❺₄ 1日1回1包眠前内服で継続して，電解質異常など副作用は認めなかった．

**解説**　認知症が進行して外来通院ができなくなり，往診を依頼されるケースが増えています．認知症では，短期記憶など認知機能が低下してしばらく経過してから，易怒性や介護への抵抗などのBPSDが出現するため，その場合は新しい治療が必要になります．家族によっては，BPSDが認知症の進行によるものとの理解ができていないこともあり，慎重に説明する必要があります．抑肝散❺₄は，認知症のBPSDに対して広く使用されるようになりました．副作用としては，抑肝散❺₄中の甘草による偽アルドステロン症があります．低カリウム血症や浮腫が主な症状で，原則的には甘草の量が増えるほど起こりやすいと言われていますが，少量投与でも起こることもあり，自覚症状がないこともあるため，定期的な採血フォローが必要と考えます．西洋薬の減量については慎重を期す必要がある薬剤もありますが，漢方薬に関しては，副作用が起こっていなくても，困っていた症状が改善されていれば，特に高齢者では，減量や中止を勧めています．もし減量や中止で症状再燃すれば処方再開します．

## CASE 35　90代女性　主訴：便秘症（介護負担増加）

高血圧，認知症，便秘症で定期訪問診療している方で，便秘には複数の西洋薬を使用していたが，コントロール困難で，頓用の下剤を使用すると，便が緩くなって間に合わず，下着や寝具も汚してしまうと，家族から相談を受けた．西洋薬に加えて，麻子仁丸❶₂₆を眠前1包から開始したところ，開始1週間で快便となり，頓用の下剤は不要となり，その後下着や寝具を汚すことも少なくなった．

**解説** 訪問診療患者さんの多くに便秘の症状があり，複数の便秘薬を内服していることが少なくありません．西洋薬の便秘薬は，単一か少ない種類の成分で作られているためか，連用すると効果が減弱する傾向があり，増量により多剤内服の原因にもなります．また，排便に介助が必要な患者さんでは，排便コントロールの可否は，家族の介護負担にも直結します．麻子仁丸❿をはじめとする漢方の便秘薬は，複数の構成生薬からなり，効果の減弱が少なく，西洋薬に比較して緩徐に効き，訪問診療でも使用する意義が高いと考えています．眠前1包から開始し，効果により増量もしくは，1包でも軟便になるなら半包に減量したり，大黄が含まれない処方（加味逍遙散❷など）を試すこともあります．

**Q** がんを漢方で治してほしいと言う人が来たらどうするのですか？

**A** 僕は華岡青洲の話をしているよ．華岡青洲は名漢方医だったんだよ．でも漢方で乳癌を治せないから，母親と奥さんを実験台にして，世界初と言われる全身麻酔を開発したんだよね．漢方でがんがなくなるのなら，華岡青洲は全身麻酔をして乳癌を切除しなくてよかったはずだよね．

# 23 緩和ケア・終末期

### 疼痛緩和の漢方薬

- ファーストチョイス　　　　　　　　　　　→ 牛車腎気丸⑩⑦
- 消化器症状があり地黄は使いにくければ　　→ 桂枝加朮附湯⑱
- 下腹部の冷えを伴う　　　　　　　　　　　→ 真武湯㉚

＊基本の飲み方　1日2〜3回　飲める範囲で

## 漢方　温めて補うのは漢方薬だけ！

　臓器別専門医から，手術や抗がん薬などの治療が終了し，緩和ケア目的にて自宅近くの診療所に診てもらうように紹介されることがあります．緩和ケアを必要とする患者さんの多くは，がんや非がん疾患に関わらず，徐々に終末期に向かい生命力が落ちてきます．冷え，食欲低下，倦怠感，消化器症状（嘔気や便秘，下痢）などは，年齢に関わらず体力が落ちてきた結果起こっている症状であり，それらを温めたり，体力を補って治療するには，漢方薬は適していると考えられます．ただし，緩和ケアを必要とする患者さんが，漢方薬を空腹時に1日3回内服するのは厳しいことも考えられ，1日2回もしくは1回でも，空腹に関わらず内服できるときに内服する形でも効果はあると考えます．

## 漢方　疼痛緩和にも，漢方薬

　緩和ケアでは，患者さんの苦痛をいかに取り除くかが重要です．疼痛に関して，がん疾患を中心に，西洋医学では基本的にはWHOの疼痛ラダーにそって非オピオイドからオピオイドの順に使用していきます．しかし，オピオイドの副作用が，減量や併用薬でも軽減されなかったり，使用を希望されない場合（オピオイドへの理解がまだ十分とは言えないことも少なくありません），オピオイドの増量が難しい場合に，漢方薬使用が勧められると考えます．もちろん西洋薬との併用も可能です．代表的な薬剤は附子の含まれている処方です．第一選択は牛車腎気丸⑩⑦（もしくは八味地黄丸⑦）になりますが，地黄には消化器症状が起こる可能性もあり，すでに食欲不振が起きている場合には，食後内服にするか，もしくは地黄の含まれない，桂枝加朮附湯⑱や真武湯㉚を選択します．

　疼痛緩和の漢方薬にある処方はいずれも附子が含まれている処方です．体力が低下してきて身体に冷えと疼痛がある場合は，熱を取る"解熱"鎮痛薬よりは，身体を温める漢方薬が適しているのではと考えます．

**食欲不振の漢方薬**

- ●ファーストチョイス　　　　　　　　　➡六君子湯㊸
- ●疲労感を伴えば　　　　　　　　　　　➡補中益気湯㊶

＊基本の飲み方　1日2〜3回　飲める範囲で

### 漢方　食欲不振をやさしく治す

　　終末期で予後に関係する重要な要因は食欲ではないかと考えます．経管栄養や中心静脈栄養など，代替栄養の選択には議論があるところですが，食欲不振に対する西洋医学の内服治療は，スルピリド，オランザピン，ステロイド，抗うつ薬など，いずれも副作用の懸念もあり，特に緩和ケアでの食欲不振には，早期に漢方薬の使用を勧めたいと考えます．

**易疲労感・倦怠感の漢方薬**

- ●ファーストチョイス　　　　　　　　　➡十全大補湯㊽
- ●肺癌やがんの肺転移を伴えば　　　　　➡人参養栄湯⑩⑧
- ●食欲不振を伴えば　　　　　　　　　　➡補中益気湯㊶ or 六君子湯㊸

＊基本の飲み方　1日2〜3回　飲める範囲で

### 漢方　易疲労感・倦怠感の改善にこそ，漢方薬

　　易疲労感や倦怠感の西洋医学的治療はステロイドや抗うつ薬などが有効な場合もありますが，副作用の懸念からすると，第一選択は漢方薬ではないかと考えます．
　　頻用されるのは十全大補湯㊽ですが，十全大補湯㊽には地黄が含まれるため，食欲不振が強ければ補中益気湯㊶や真武湯㉚を選択します．呼吸器系の疾患による倦怠感には人参養栄湯⑩⑧が用いられますが，人参養栄湯⑩⑧は十全大補湯㊽の親戚処方であり，同様に地黄が含まれるので注意が必要です．

### 便秘の漢方薬

◉ファーストチョイス ➡大建中湯(100)
◉大建中湯が飲みにくい・効きすぎる ➡小建中湯(99)

＊基本の飲み方　1日2〜3回　飲める範囲で

## 漢方　オピオイド副作用の便秘にも，漢方薬

消化器系のがんやオピオイドの副作用として，便秘が起こります．高齢者の便秘では，麻子仁丸(126)を第一選択とし，潤腸湯(51)や大黄甘草湯(84)，桃核承気湯(61)など大黄含処方を紹介しましたが，緩和ケアの患者さんでは，すでにセンノサイド（大黄と同一成分）などの下剤が用いられている場合が多く，ここでは大建中湯(100)を第一選択とします．

大建中湯(100)は腸管粘膜の血流増加，腸管運動の調節作用が薬理学的に研究されており，私もオピオイドによる便秘に対する大建中湯(100)の作用を，基礎実験で検証していた経験があります．標準量は1日6包ですが，3包以内から開始して，内服可能ながら十分な効果が認められない場合には，増量していくことをお勧めします．また，大建中湯(100)1包でも軟便になったり，辛くて飲みにくい場合は，小建中湯(99)も適応があります．

### 冷えによる下痢の漢方薬

◉心窩部が冷える ➡人参湯(32)
◉下腹部が冷える ➡真武湯(30)

＊基本の飲み方　1日2〜3回　飲める範囲で

## 漢方　下痢の改善にこそ，漢方薬

全身状態の低下で，消化吸収機能が落ちると，下痢が起こることもあります．緩和ケアの患者さんには冷えを認めることが多く，ここでは身体を温めることで下痢を改善させる，人参湯(32)と真武湯(30)を紹介します．冷えの部位により大まかに使い分けができますが，内服可能な方を継続する形でよいでしょう．

### リンパ浮腫の漢方薬

◉ファーストチョイス ➡柴苓湯(114)

＊基本の飲み方　1日2〜3回　飲める範囲で

### 大建中湯⑩のオピオイドによる便秘への作用

ラットにモルヒネを経皮的に投与して便秘モデルを作成し，通常の餌を10日間与えた群（n=11）に比較して，大建中湯⑩を10日間与えた群（n=10）では，排便量や体重変化において回復傾向が認められた．また分離したラットの大腸に大建中湯⑩を，濃度を変えて与えると，一部では腸管運動の亢進，一方では腸管運動の抑制が認められた．これは，身体の状態に応じて，大建中湯⑩は，大腸運動を促進させたり抑制させたりする効果を示しているのではと考えられた．

(Kashio A：J Physiol Sci 59 Supplement 1, 472. 2009)

---

**漢方** リンパ浮腫の蜂窩織炎予防は漢方だけ！！

がんの進行や転移によるリンパ浮腫には，弾性包帯などによる圧迫やアロマッサージなどの代替医療が用いられます．漢方薬では柴苓湯⑭が第一選択となります．柴苓湯⑭は五苓散⑰＋小柴胡湯⑨です．五苓散⑰は利水剤で水分のアンバランスを治すので，必要以上に体内から水分を奪う作用はなく使用できます．そして，柴苓湯⑭は，五苓散⑰単独で用いるよりも，リンパ浮腫による蜂窩織炎を抑えられることが，モダン・カンポウのマスターガイド『本当に明日から使える漢方薬』でも紹介されています．

---

**CASE 36** 80代女性　キーワード：認知症　在宅訪問診療　緩和ケア

定期訪問診療中で，認知症のBPSDの1つと見られる，易怒性や介護への抵抗があり，抑肝散㊴が半年以上処方されていた．3週間ほど食欲不振が遷延し，採血以外の精査は，本人の意志は確認困難で，介護者である息子は希望しなかった．採血結果は特に大きな変化は認められなかったが，水分摂取も難しくなり，息子と相談の上，経管栄養や中心静脈栄養は希望せず，在宅看取りも考慮の上，少量の皮下点滴が開始された．その後も食欲不振は改善せず，易怒性や興奮も起きなくなってきたため，抑肝散㊴を中止，六君子湯㊸を朝夕2回各1包食前内服で開始した．開始後1週間で，食欲が回復し，3食に加えて間食もできるほどに改善した．また易怒性や介護への抵抗が再燃し，六君子湯㊸は終了，抑肝散㊴の内服を再開し，食欲不振の再燃は見られていない．

**解説**　本症例では，抑肝散㊴中止，六君子湯㊸内服開始にて，食欲が短期間に改善しました．いよいよ在宅看取りも，という話になっていたのが，食欲が改善して，息子さんが，「元通り悪態はつかれてもまた食べるようになってくれたのがうれしい」と話していたのが印象的でした．西洋薬よりは，漢方では過剰な効果を示すことは少ないとはされており，抑肝散㊴再開後も食欲が保たれていることからも，食欲不振の改善は，抑肝散㊴を中止したからよりは，六君子湯㊸を開始したからと考えます．

# 24 番外編・自分で飲もう

　漢方薬は試飲ができることや，麻黄附子細辛湯㉗が私の風邪の万能薬であることは紹介しましたが，漢方に関心を持って実際に試したくなったら，まずは自分で，以下の症状がある場合に，できれば空腹時に1包から試してみていただきたいと考えます．1日3回で10〜14日分あれば，ある程度の処方が手元に得られますので，味を比べながら効果を見ていただきたいです．内服継続していると，よく言われる「同じ漢方薬でも身体の状態により味が異なる」ことを実感できるかと思います．

## 医師にお勧めの漢方薬

- 当直明け（仕事をもうひと頑張り） ➡ 補中益気湯㊶
- 発熱（発汗なし） ➡ 西洋医学的な診察，検査は必要時はした上で，自分で飲むなら，4時間おきに麻黄湯㉗を発汗あるまで（麻黄による副作用があればその前に終了）
- 二日酔い・乗り物酔い ➡ 五苓散⑰
- こむら返り ➡ 芍薬甘草湯㊻
- 急性胃腸炎 ➡ 五苓散⑰
- 発表前などの緊張時・不眠 ➡ 抑肝散㊴
- インフルエンザにかかりたくない ➡ 補中益気湯㊶

＊基本の飲み方　1日2〜3回　飲める範囲で

### 新型インフルエンザに関する補中益気湯㊶による予防効果

　病院職員の179名が補中益気湯㊶を内服し，179名は内服しませんでした．2ヵ月間観察して，補中益気湯㊶内服群は1名，非内服群は7名，新型インフルエンザに感染，発症しました．

（Niimi M：British Medical Journal Online. 2009）

# 総合医の実体験
## ジェネ★モダ漢方

　ある総合医の実体験に基づき，漢方の魅力に惹かれ始めたきっかけから，プライマリケア（家庭医療）における漢方診療の意義，家庭医療と漢方診療の親和性について紹介します．また，漢方を学び実践するにあたって疑問に挙がりやすい点や，漢方診療を始める際に患者さんからよく尋ねられる質問にどう答えるか，家庭医療レジデントの先生方や医療機関のスタッフへのアンケートをもとに述べています．後半は，家庭医療に特有の概念に関して，漢方との関連も含めて記載しています．

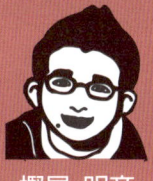

樫尾 明彦

# 1 漢方との出会い

## ❶自分自身で漢方が効いた体験

　私は，プライマリケアの専門医（家庭医療専門医）ですが，漢方は，学生時代に学び始めて現在も日々勉強の連続です．

　漢方に関心を持ったきっかけは，学生時代に風邪を引いて，受診した先生に出された漢方薬（麻黄附子細辛湯❿）が1時間以内に，鼻汁や咽頭痛，倦怠感など，複数の症状に劇的に効いたのを経験したことです．

## ❷恩師・山本竜隆先生との出会い

　実はこのとき受診した先生は，統合医療で高名な，アリゾナ大学のAndrew Weil医師の統合医療プログラムをアジアで初めて修了された山本竜隆先生で，現在は富士山麓に診療所や静養園を作られて，統合医療の実践や教育に邁進されています．山本先生は，私が統合医療に関心を持つきっかけを与えていただいた恩師で，学生時代から現在も，自分の進路など相談させていただいています．

　このとき私に処方してくださった麻黄附子細辛湯❿は，今でも自分の風邪の第一選択薬です．飲めばおよそ30分以内には，身体が温まってきて，咽頭痛や鼻汁，倦怠感が治まるのを感じ，総合感冒薬のように眠くはなりませんし，鎮咳薬や去痰剤，抗ヒスタミン薬など重ねて飲むことも不要になり，常備薬としていつも鞄に入っています．

　山本先生との出会いもあり，漢方以外にも世界の自然療法・代替療法，西洋医学とそれらを合わせた統合医療・ホリスティック医療に触れる機会を得て学んでいくうちに，「卒業して初期研修を終わったら，統合医療の代表格である漢方を学びたい」と考えるようになりました．

## ❸恩師・石野尚吾先生との出会い

　私が漢方を一から教えていただいているのは，石野尚吾先生です．石野先生は，漢方外来に陪席すると，初めは問診から，徐々に診察，処方の選択まで，傍らで見守りつつ陪席している医師に実践させて，学ばせる方法を取られています．印象に残っているのは，石野先生の脈やお腹の診察が，診断や処方選択のためだけでなく，「癒し」の一部として患者さんが希望されていることです．当初，自分が腹診を学んでいたときに「もっと優しくお腹に触れないと，診察所見もわからないし患者さんにも苦痛になってしまう」と指摘されたのを今でも記憶しています．石野先生には，漢方はもちろん，将来の進路や人生におけるアドバイスなど，今でもご相談させていただいています．

## ❹海外の家庭医との出会い

　院生の頃にドイツに留学する機会がありました．そこで出会った医師は，温泉療法（balneotherapy）や自然療法（herbal medicine）の専門家の肩書きを持つと同時に，家庭医や総合診療医であり，患者さんの訴えは多岐にわたるものでした．彼らは，鍼灸治療や温泉療法の適応を考えると同時に，西洋医学的なプライマリケア診療もこなす，自分が目指す統合医療を実践している，理想の医師像でした．

## ❺そして家族に：父の咽頭閉塞感に半夏厚朴湯⓰

　私自身が内服した麻黄附子細辛湯㉗以外に，漢方薬の効果を実際に感じたのは，まず家族に処方して飲んでもらったときです．

　その頃，父が原因のよくわからない咽頭閉塞感に悩まされていました．耳鼻咽喉科や消化器科で内視鏡で喉を診てもらっても異常なく，出される処方は，去痰剤やNSAIDs，精神安定剤でした．ある時は，医師から「検査しても異常はないから気のせいじゃないか」と湿布を喉に貼るように処方されたこともありましたが，どの治療も満足できるような効果は得られませんでした．ちょうど漢方を学んでいた私には，咽頭閉塞感に効果のある半夏厚朴湯⓰が思い浮かびました．実家の近所に，「何番の漢方薬をください」と私が話せば処方してくださる，出身大学OBの開業医の先生がいらしたので，父は半信半疑で私が勧める半夏厚朴湯⓰を内服開始しました．すると不思議に，それまで複数の科にかかっても治らず，原因もわからなかった咽頭閉塞感が，半夏厚朴湯⓰内服開始2週間で改善してきました．その後，症状が気にならなくなれば半夏厚朴湯⓰は内服終了，今でも気になりだしたら内服再開するように父には勧めています．

## ❻母の湿疹に黄連解毒湯⓯，副鼻腔炎に葛根湯加川芎辛夷❷

　また，母が両前腕の熱感を伴う湿疹に悩まされていたときに，特に上半身の熱感や湿疹，鼻出血などに処方する黄連解毒湯⓯を数日内服して改善しました．母はその湿疹だけでなく鼻出血もあり，またいろいろ考えて眠れないときに，黄連解毒湯⓯を内服すると，興奮が冷めて眠れるようになりました．狙ったものでない症状にも漢方が効いた初めての経験でした．さらに副鼻腔炎に罹患したときは，耳鼻科で抗菌薬を処方され，一旦は改善しましたが，慢性的に副鼻腔炎を繰り返すようになり，抗菌薬処方を重ねるうちに徐々に軟便傾向になり，葛根湯加川芎辛夷❷を内服開始したところ，数日で膿性鼻汁が改善し，今では葛根湯加川芎辛夷❷を内服すれば，抗菌薬は不要になっています．

## ❼妻の冷え症に当帰芍薬散㉓

　妻はもともと冷え症があり，月経の前後で状態が変わることが多かったため，当帰芍薬散㉓を内服してもらいました．すると，冷え症だけでなく，時折感じていた易疲労感も改善しました．もともとはオブラートに包まないと絶対に漢方薬は飲めないと話していた妻が，冷えや疲れがつらいときには，必死に1日3回各1包，空腹時に白湯で，現在も当帰芍薬散㉓を内服しています．また，妊娠時の悪阻には，小半夏加茯苓湯㉑も内服していました．

## ❽長女の発熱に麻黄湯㉗

　そして最後は現在3歳の長女です．長女が38度台の発熱で，身体に熱がこもっているが汗をかいていないときに，麻黄湯㉗をヨーグルトに混ぜて内服させたところ，事もなげにヨーグルトごと麻黄湯㉗を内服して，ぐっすりと眠れて，翌朝には解熱して元気になっていました．RSウイルス性気管支炎に罹患したときには，病院で診断を受けて対症療法で経過観察方針となり，麻杏甘石湯㉕も同様の方法で内服させ，内服して2日ほどで元気になりました．急性胃腸炎のときには五苓散⑰も同様に内服させています．長女から学んだのは，体調が回復してくると，漢方を飲まなくなることです．漢方は身体の状態により，同じ処方でも味が変わってくるとはよく言われます．おそらく体調がよくないときには漢方が飲める状態であり，回復してくると，漢方がまずくなり，すなわち漢方も不要になって元気になっていくのではと，長女を見ていて考えます．

## ❾家族は正直に教えてくれる

　私の家族は（長女は除いても），医師として私を信頼はしてくれているかもしれませんが，（長女も含めて）基本的にお世辞は言いません．漢方が効けばまた飲んでくれますが，効かなければ正直に効かないと伝えてくれます．自分の風邪に麻黄附子細辛湯⑫⑦が劇的に効いたのをはじめ，父の咽頭閉塞感に半夏厚朴湯⑯，母の湿疹と入眠困難に黄連解毒湯⑮および慢性副鼻腔炎に葛根湯加川芎辛夷②，妻の冷えや易疲労感に当帰芍薬散㉓，つわりに小半夏加茯苓湯㉑，長女の発熱に麻黄湯㉗と，家族の様々な症状に漢方が，どれも数日から2週間以内と，短期間に効いたのを経験して，これなら漢方を学びながらでも患者さんに処方することも可能ではと考えられるようになりました．

---

### ● 統合医療・ホリスティック医療 ●

　私が学生時代に初めて耳にした統合医療やホリスティック医療という言葉は，その後，心理学やスポーツの世界でも取り上げられるようになってきました．中でも，学生時代に体験学習に行った，古武術の甲野善紀先生と，統合医療の第一人者の一人である，小池弘人先生が共著（『武術と医術　人を活かすメソッド』集英社新書）を出版されるなど，人間を分子など部分の集合体と見るだけではなく，1つのHolisticな活動体として考える意義は，医療でもスポーツでも共通しているのではと考えるようになりました．もちろん，漢方も，例えば身体の冷えを治して凍瘡を治すように，"木を見て森も見る"統合医療・ホリスティック医療の代表格と考えられます．

# 2 プライマリケアとの親和性

## ●漢方も家庭医療も一緒にやっちゃえば⁉

　漢方を実際に処方し始めたのは，大学院で学びながら外勤として外来診療をしていた頃と記憶しています．外来診療は，内科中心でしたが，患者さんからの訴えは内科疾患に限らず，湿疹などの皮膚科的な訴え，腰痛などの整形外科的な訴えなど多岐にわたり，また，初期研修時の小児科研修は病棟中心だったこともあり，大学院生の頃は小児科外来に今一つ自信が持てない時期でもありました．そこで，ドイツで出会った家庭医や総合診療医との会話も思い出され，大学院修了後に志したのが，プライマリケア（家庭医療・総合診療）の分野です．既にプライマリケアの分野について見聞きはしていましたが，漢方を学んでいくうちに，私もプライマリケア外来について学ぶ必要性を強く感じるようになってきました．

　そこで，3年間の診療所基盤型・家庭医療後期研修プログラムの責任者である，藤沼康樹先生を紹介され，「漢方は西洋医学を修めてから」の周囲の声とは一線を画し，「漢方も家庭医療も一緒に学んじゃいましょう！」との藤沼先生の言葉をいただき，この研修に進むことを決意しました．周囲に臓器別専門医が存在する環境でのプライマリケアでは，患者さんのどんな症状にも相談にのれることが理想です．相談できることと対応できることは似て非なることで，例えば，虫垂炎と診断して手術が必要と判断しても，開腹手術をすることは，外科専門医でないプライマリケア医にはできませんし，その他の疾患でも，初期対応で十分な治療ができない場合は臓器別専門医への紹介を必要とします．

　すなわち，どんな場合には自分で対応できるのか，それとも臓器別専門医に紹介すればいいかを判断できるようになることを中心に，3年間学んできました．その後期研修を修了し，2013年に日本プライマリケア連合学会認定・家庭医療専門医を取得しました．その研修中から，今まで漢方の実際的な診療に関してあまり学ぶ機会がなかった，家庭医の同僚や後輩から，漢方診療に関する相談を受けるようになってきました．そして，プライマリケアと漢方診療の親和性の高さを感じるとともに，漢方をもっと学びたいと考えている，プライマリケアに従事する先生方が多いことも感じてきました．

# 3 ジェネ★モダ漢方の勉強法

### ❶患者さんの訴えに使える駒として

　プライマリケア外来で，臓器別専門医に紹介しても器質的な異常が見つからない，もしくは器質的な異常を治療した後も症状が残っている事例に出会ったときに，漢方の活用意義を再確認しました．漢方薬治療という選択肢があることで，確実に，患者さんの訴えに使える駒が増えます．

### ❷日本の医師は特別

　日本では，医師の資格を取得すれば，漢方薬処方が可能になります．当たり前のようですが，近隣の国々を見てみると，中国や韓国では，西洋医学と漢方（東洋医学）は，別の教育システムです．すなわち，漢方薬を処方するには，西洋医学とは別に東洋医学を修める必要があります．日本の医師は，東洋医学を勉強しながらでも漢方薬治療が可能ですので，ジェネ★モダ漢方の意義がとても大きいと考えます．また，健康保険で比較的安価に漢方薬が処方できる点も，実はわが国の大きな魅力の1つです．外国での臨床研究の発表では，例えば漢方薬処方が自費診療で高価な国では，長期間の臨床研究継続が困難になるという内容の発表を見ることもあります．ジェネ★モダ漢方では原則的に健康保険適用の処方をまず使用しますので，西洋医学の処方薬と比較しても患者さんの金額的負担は大きくなく，治療を継続することができます．

### ❸初心者の勉強に最適

　プライマリケアの現場で，同僚からの漢方診療に関する相談が増えるにつれ，初心者からの相談に答えるような書籍があってもいいのではと考えるようになりました．
　漢方や東洋医学に関しては，いろいろな考えやすでに教科書も多数ありますが，初心者にとっては，どれにそって勉強したらいいかわからないという声も聞かれます．漢方に関心を強く持ち，学びを深めたい場合もあれば，日常診療で，漢方を補完代替医療として使ってみたいと考える場合もあり，詳しい書籍は，初心者には敷居が高いことも，同僚からの相談やアンケートなどで明らかになってきました．
　その中で新見正則先生が提唱されているモダン・カンポウの概念に出会い，学んでいくうちに，これはプライマリケアと親和性が高く，特に漢方を日常診療に取り入れるのに，現場で使えるのではないかと考えました．もちろん，漢方（東洋医学）の理論をしっかり学びつつ，漢方を処方するのが理想かとは思いますが，西洋医を毎日続けている以上，簡単には漢方理論を学ぶ環境や機会は得られず，学んでから処方するのはなかなか容易ではありません．このような気持ちで，新見先生の勉強会に参加し質問などをするうちに，新見先生から，今回のジェネ★モダ漢方の執筆機会をいただきました．

西洋医学の勉強法がいろいろあるように，漢方の勉強の方法もいろいろあってもいいかと考えます．漢方の理論をしっかり学んで処方する方法もあれば，最低限の原則を知った上で，ルールブックを片手に少しずつ実践を始める方法もありなのではと感じます．例えとして挙がるのが，パソコンの使用です．以前は，組み立てやプログラミングの知識がなければ動かすことができなかったコンピューターも，今では，店頭でパソコンを購入すれば，当日からでも，関心のもとに実際に使いながら上達していくことが可能になり（コンピューターウイルスなどリスク管理も学びつつ），幅広い年齢層にパソコンは普及しています．漢方の勉強についても同様なことが考えられないでしょうか．

### ❹まずはモダン・カンポウ，将来は専門書で

新見先生の提唱されている「モダン・カンポウ」は，西洋医が，現代西洋医学では治らない訴えや症状に対して，保険適用漢方エキス剤によって行う治療です．このジェネ★モダ漢方は，プライマリケアの現場で，明日（今日）からでも，この本を片手に患者さんに処方を始められることを目指しました．そのため漢方の理論など省略した点もありますが，それらを否定する気持ちは全くなく，漢方専門医の先生方からすれば頼りなさを感じる記述もあるかとは思います．まずはこの本からスタートして，関心が深まれば，もしくはうまくいかずにもっと漢方を学びたいと思うようになったら，理論を解説している詳しい本を開けばよいのではと考えます．

本書では，今まで，漢方を学んできた中で，これはと思う症例も紹介しています．ただし，漢方の大家である大塚敬節先生の「古人は嘘をつく（中略）自分でやってみて，納得したら真似してごらん」という言葉もあります．実際に自分の目で確かめた結果こそが，信じられる漢方の効果と考えます．

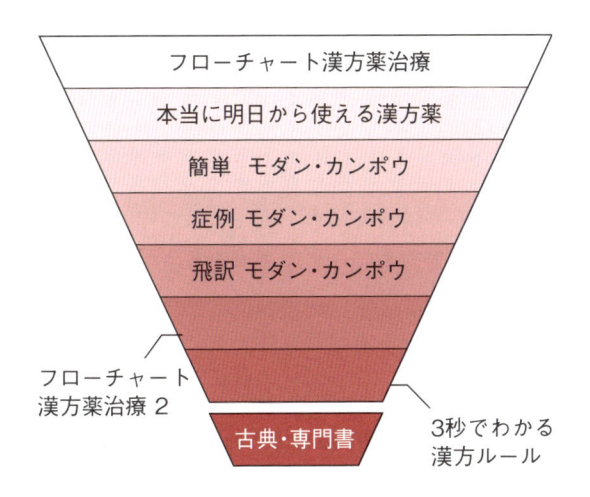

図1 漢方勉強法

# 4 ジェネ★モダ漢方の意義

　大学病院や一般の病院でも，漢方専門外来が作られつつある中で，プライマリケアで漢方を使用する意義について考えてみます．

## ❶広い年齢層に対して非選択的な診療が可能となる
　家庭医療では，小児から高齢者まで，どんな訴えでもまず相談にのれるように努める診療を目指します．プライマリケアで対応が困難で，臓器別専門医に紹介することはあっても，「その訴えは専門外だから」と診察せずにすぐにほかの専門医を紹介することは，基本的にはありませんので，非選択的（医師の側からは「専門」を選べない，よろず相談的）な診療形態となります．漢方診療も，漢方が内服できさえすれば，年齢も病める臓器も関係なく，主訴を改善させるための手段の1つとなり得ます．すなわち，多種多様な訴えの患者さんが訪れるプライマリケアの現場での漢方診療の意義は，おのずから高いものになると想像できます．

## ❷症状の改善に重きを置き，その背景を探る
　プライマリケアでは，医学的な問題だけでなく，心理社会的な問題も持ち込まれます．例えば，誤嚥性肺炎を繰り返す頻度が急に増すようになった患者の介護者が，実は認知症が増悪していて，自宅での患者のケアが不十分になっていることがあります．患者の誤嚥性肺炎を治療して，介護者に誤嚥予防のための食事指導をしても，介護者が覚えることができなければ，退院後に自宅で十分なケアはできず，誤嚥性肺炎再発のリスクは変わりません．この場合には，患者本人の治療のみでなく，介護者（家族）の認知症のケアや公的サービスの見直し，介護者の追加検討など，同時に考えなくては，根本的な解決にはなり得ません．また，臓器別の原因が明らかでなくても，もしくは西洋医学的な検査に異常がなくても，プライマリケアでは症状の背景を探って改善を図ります．漢方診療も，症状があれば，西洋医学的な病名があってもなくても，治療の適応となります．患者に漢方処方を続けているうちに，その家族からも漢方の相談を受けることも少なくありません．

## ❸検査や画像がなくても，診察のみで治療方針を立てることができる
　特に診療所や在宅診療では，当日には採血結果がわからなかったり，X線や心電図，エコー以外の検査は他施設に依頼が必要となる場合も少なくありません．検査結果が判明する前に診察所見から治療方針を決めていく必要が出てきます．漢方診療に関しても，診察ができれば，副作用の確認などの採血やX線は後に必要になる可能性はありますが，電気機器も聴診器もなくても，漢方処方の決定は可能です．これは，私が被災地支援や震災後に電力が限られた中で診療したときに，実感したことでもあります．

### ❹患者と医療者の診療の目的のギャップを埋められる

　高血圧，糖尿病，脂質異常症など慢性疾患で外来を定期通院している患者さんは，診察時に「何か困っていることは？」と尋ねると，手足が冷える，少しだるい，疲れやすいなどを訴えることがあります．医療者が治療方針を考えるために必要とする血圧や血糖，脂質などの値を重要と考えるのと，患者さん自身が重要と感じる点が一致しないことも少なくありません．医師は，検査結果に異常があり合併症（予想される転帰）の予防が必要であれば，そのためのマネジメントをまず考えます．患者さんは，それらの検査結果の異常に伴う自覚症状がなければ，実は受診理由は，定期処方や前回の検査結果を知るほかに，今悩んでいる症状を解決してほしいと考えています．これが患者さんと医療者の，診療に関する目的に，ギャップが生じる原因ともなり得ます．例えば，診察時に訴えた症状の原因が，西洋医学的に治療が確立されていない，もしくは器質的な異常がなければ（例：冷え症），西洋医学のみでは対応困難となり，処方される西洋医学の薬は，必ずしも症状を取るのに有効とはいえない可能性があります．

### ❺西洋医学的治療だけでは不十分な症状に漢方薬を！

　このような診察時の患者側と医療者側の，診療に関するギャップを埋める手段の１つに漢方薬が有効ではないかと考えます．新見先生やほかの漢方医の先生も，血圧や検査結果の値のみからではなく，患者さんが今一番何に困っているか，どんな症状を改善させたいかに重きを置いて外来診療を行っているのを拝見しました．漢方診療は，西洋医学的な精査・治療と並行して開始でき，検査結果異常の有無にかかわらず，患者さんの訴える症状の改善もしくは緩和が目指すゴールとなります．検査結果は，当然ながら検査をしなければ目には見えないものですが，症状は改善の有無がすぐに自覚できますので，漢方薬で症状が改善すると，次回の外来では患者さんから心から感謝をされます．漢方薬の効果は個人差があるので，同じ処方でも反応性は一人一人で異なる一方，内服開始して数日で劇的な効果を認めることもあります．患者さんには，「感謝は，医師にというより漢方薬の効果に対してしてほしい」といつも伝えています．そして，そのような経験は医師側の漢方の学習のモチベーション上昇にもつながります．

　もちろん，解決する手段は，必ずしも漢方薬である必要はなく，例えば，痛みをとってほしいという訴えで，以前に内服した西洋薬がよく効いたなら，「あえて漢方」ではなく，前回と同様に西洋薬を選んでもよいと私は考えます．西洋薬で十分な効果が得られず，適切な漢方薬が見つかるのであれば，漢方薬の出番と考えます．

# 5 患者さんへの説明

　ジェネ★モダ漢方とは，プライマリケアで漢方薬治療をどう取り入れるかを考えて構想したものです．漢方専門外来とは異なり，上気道炎や重篤な疾患の対応から，糖尿病や高血圧など慢性疾患の診療，医学的な問題だけでなく心理・社会的問題も扱うプライマリケアでは，じっくり東洋医学的な診察をする時間はなかなか確保できません．そのような状況でも，症状から漢方薬を選択して，比較的短期間に改善する経験をしていくと，詳しい東洋医学的診察をしなくても（もちろんしても構いません），漢方薬処方可能とする「モダン・カンポウ」の意義を感じられるようになります．家庭医は内科だけでなく皮膚科，整形外科，心療内科などあらゆる訴えの相談にのる機会があるので，モダン・カンポウの意義がさらに大きいのではと考えます．これがジェネ★モダ漢方の根底に流れている考え方です．ここでは，ジェネ★モダ漢方を臨床に取り入れる上での原則を紹介します．

## ジェネ★モダ漢方の原則

### 原則1　西洋医学的治療では対応できない症状を主に扱う

　ジェネ★モダ漢方を使用するのは，基本的には西洋医と考えていますので，器質的な疾患を調べて，あればその治療をすることは，漢方薬治療に優先してまず行うべきと考えます．もちろん精査開始と同時に漢方薬治療の開始は可能と考えます．器質的な原因をすべて否定するまで，漢方薬治療開始を待つ必要はなく，内服可能ならすぐに処方可能と考えます．

### 原則2　エキス剤を使用する

　漢方専門医は煎じ薬も使用する一方で，医師であれば誰でもいつからでも始められるには，エキス剤をまずは使用していきたいと考えます．煎じ薬がレギュラーコーヒーとすれば，エキス剤はインスタントコーヒーに相当します．エキス剤を使用して，その後より専門的に煎じ薬を使用したいと考えれば自然に，詳しい漢方理論も学んでいけるのではと考えます．

### 原則3　患者さんと一緒に適切な処方を探していく

　こう考えることで，漢方診療の経験が浅くても，最初から適切な処方を選ばなくてはならない，というプレッシャーはある程度緩和されます．患者さんも，西洋医学的な治療で改善しない慢性的な症状で，「一緒に適切な処方を探していきましょう」という方針であれば，漢方薬も症状を改善させる手段の1つとして考えてもらえると思います．もちろん，長期に悩まされていた症状が，漢方薬内服で改善されれば大きく感謝されますし，医師としても，楽しくやりがいも増していきます．

❶今何か困っている症状はありませんか？

　プライマリケアでも漢方診療でも，「その症状は自分の専門外です」とはすぐには言わず，さまざまなアプローチから症状の改善を図るので，このように患者さんに問いかけることができます．外来診療の構造について，英国家庭医学会元会長のRoger Neighbourが著作『The Inner Consultation』の中で紹介されている，外来診療に関する5つのチェックポイントの1つに，"Summarising"がありますが，これは患者さんと医師のコミュニケーション・エラーを防ぐ目的もあり，"患者の話す訴えをまず「そのまま」聴く"ことの大切さを説いています．西洋医学では，鑑別疾患を挙げるために患者さんの訴えを医学用語に変換する必要があり，漢方でもその作業は，処方選択には必要になることもありますが，カルテには，日本語で患者さんが話したままの内容で書きます．例えば，「頭がぼーっとする」という訴えに，頭痛や頭重感は伴わないとすると，カルテ記載は"頭痛"や"頭重感"と変換はできませんし，話したままの内容を記載する方が，処方する漢方薬の効果を見る上でも，次回，患者さんに「頭がぼーっとする感覚はその後どうですか」と尋ねることができます．もし訴えが複数ある場合は，その時点で最も困っているものか，より直近に起こった症状から優先していきます．

❷西洋医学の診療は受けていますか？

　モダン・カンポウは，西洋医学の補完治療である立ち位置ですので，もし西洋医学的な精査がまだであれば，西洋医学的（プライマリケア）診療を同時に行います．西洋医学的な精査を開始しながら，漢方薬治療を開始していくことはもちろん可能です．そして漢方薬治療を開始しても，西洋薬内服は原則的には継続します．その後に西洋薬を減量・中止できることはあり得ます．

❸漢方薬という治療の選択肢があります

　漢方専門外来を受診する場合に比較すれば，プライマリケアでは，漢方薬は治療の選択肢の1つであり，常に漢方薬が第一選択とは限りません．患者さんも医師も，「漢方薬治療を開始してみよう」という同じ土俵に立ち「共通認識」を形成することが，漢方薬治療開始の前提となります．

---

**The Inner Consultation**

外来診療のチェックポイント
　①患者とのラポール形成　　　　　　　　　　　　　（Connecting）
　②患者の訴えをまとめて，確認する　　　　　　　　（Summarising）
　③患者と計画を共有する　　　　　　　　　　　　　（Handover）
　④患者と医療者との安全網：自然経過や再診の条件の共有（Safety netting）
　⑤医療者自身のストレス対処　　　　　　　　　　　（Housekeeping）
『The Inner Consultation』は1984年（第2版は2004年）に，英国家庭医学会元会長Roger Neighbourにより，外来診療の構造について書かれた名著．

### ❹保険適用エキス剤を使用します

　エキス剤とは，粉薬で，これをお湯に溶かすと，伝統的な漢方薬と近いものができます．「インスタントコーヒー」のようなものと説明するとイメージしやすいと考えます．飲み方については，漢方薬は身体を温める薬が多いため，お湯に溶かして飲めば最大の効果が得られますが，煩雑であれば，常温の水分で口に含んで内服しても構わないと説明しています．毎回お湯に溶かして飲む時間がない場合に，飲まずに余っていくこともあるからです．
　また，どうしても粉薬が飲めない場合には，錠剤もありますが，全てのエキス剤に対応しているわけではないので，患者さんと要相談になります．

### ❺今の症状が少しずつでも改善できる可能性があります

　モダン・カンポウでは，漢方理論を省略して処方選択するため，伝統的な漢方治療に比較すれば，特に慢性の症状が，選択した漢方薬1剤を数週間内服して完全に治ることはそう期待できません（そういった"奇跡"が起こり得ることも漢方の魅力ではありますが）．「少しずつポジティブな変化があれば（内服を）続けていきましょう」と，患者さんには正直に話すようにしています．

### ❻漢方の飲み方

　適切な処方を選んだら，内服方法を決めます．理想は1日3回空腹時内服ですが，体重や年齢，現在の西洋薬の内服状況により異なります．
　小児に関しては，細かい体重換算の方法もありますが，大まかに，成人量の小学生は1/2，幼稚園は1/3，それより下の年齢は1/4包として，多すぎることはありません．高齢者に関しては，若年成人よりも代謝が緩やかなことも考慮して，少ない量で開始することをお勧めします．
　内服期間については，内服開始後，上気道炎などに出す即効性のある処方であれば7日以内，それ以外の処方なら，2週間（～4週間）で，内服継続可能かを判断します．漢方薬の効果には個人差があり，まれな副作用や味が合わずに飲めないこともあり（返品はできません），最初は短期間での評価をお勧めします．そこで，継続可能もしくは何か改善傾向の変化があればもちろん続行です．有害なことが起きて飲めなかった，もしくはまずくて続けられなかったなど，内服継続可能かどうかは，再診で患者さんと話すうちに答えが見えてきます．

# 6 患者さんからの質問

**Question** 漢方に副作用はありませんか？

　漢方は身体に優しく副作用が少ないというイメージを持たれる患者さんが多いと聞きますが，副作用が全くないわけではありません．漢方薬に限らず，降圧薬や鎮痛薬などどんな薬にもアレルギーは起こり得ます．内服を止めればおさまる可逆的な反応が多いですが，内服中止でも副作用がおさまらない場合は，新たに治療が必要になることもあります．また，漢方を構成する生薬によっては，浮腫や肝機能障害，間質性肺炎などを起こすことがあります．モダン・カンポウでは，保険適用のエキス剤を使用するのが原則であり，エキス剤では生薬が基準量として既にセットされていますので，処方を併用していくと，構成生薬は重なっていきます．例えば甘草は，エキス剤の7割以上に含まれているので，甘草（計 2.5 g/日以上で危険性大）による偽アルドステロン症（低カリウム血症，浮腫，血圧上昇など）は，芍薬甘草湯❻⓼を1日3包（甘草は計6 g）で継続したり，漢方処方を併用していくことで甘草が計 2.5 g/日以上になる危険性が増します．逆に考えれば，漢方の副作用は，各漢方薬（エキス剤）の構成生薬に着目することで，ある程度防ぐことができます．構成生薬別の主な副作用を**表2**に示します．その他，構成生薬へのアレルギーも含めて，漢方薬の副作用が起こる確率はそう高くはないとはされていますが，患者さんにとっては自分が内服する漢方薬で副作用が起きるかどうかは，確率だけでは推し量れない部分もありますので，副作用の説明をするときには，決して「漢方薬に副作用はない」とは話さず，「漢方薬を飲み始めて何か不都合なことが起きたら中止してください」と説明しています．「不都合なこととは？」と聞かれたら，**表2**に従い，構成生薬別に説明しますが，内服開始時の訴えは，味や粉が飲みにくい，胃もたれなど，消化器症状が比較的多い印象です．内服継続可能なら，開始から2〜3週間で診察や必要時には採血など検査をしつつ，効果を見るためにも定期的な（約4週間ごとの）受診をしながら，内服継続していくことをお勧めしています．

表 2. 漢方の副作用

| 生薬名 | 含まれる代表的処方 | 要注意の疾患・病態など | 予想される症状 | 使用上の注意 |
|---|---|---|---|---|
| 甘草 | 芍薬甘草湯(68)<br>小青竜湯(19)<br>桔梗湯(138)<br>半夏瀉心湯(14)など | 利尿薬併用中<br>高齢者 | 偽アルドステロン症（浮腫，低カリウム血症，血圧上昇） | 甘草はエキス剤の7割以上に含まれているので，漢方薬の併用に注意する．<br>無症状でも血圧フォローと定期的な電解質測定を勧める． |
| 麻黄 | 越婢加朮湯(28)<br>麻黄湯(27)<br>麻杏甘石湯(55)<br>葛根湯(1)<br>小青竜湯(19)<br>麻黄附子細辛湯(127)など | 高血圧<br>甲状腺機能亢進症<br>前立腺肥大症<br>不整脈<br>高齢者 | 交感神経刺激作用（血圧上昇，動悸，尿閉など） | 麻黄含エキス剤の併用に注意．<br>エフェドリン類含製剤，甲状腺治療薬，カテコラミン製剤，キサンチン系薬などとの併用注意． |
| 黄芩 | 小柴胡湯(9)<br>大柴胡湯(8)<br>半夏瀉心湯(14)<br>黄連解毒湯(15)<br>防風通聖散(62)など | COPD<br>高齢者 | 間質性肺炎<br>肝機能障害 | 柴胡 and/or 黄芩で起こるとされる．<br>定期的な採血と胸部写真フォローを勧める． |
| 附子 | 牛車腎気丸(107)<br>八味地黄丸(7)<br>真武湯(30)など | 高血圧<br>小児…原則的に使用しない<br>高齢者 | 過量投与による症状（舌の痺れ，動悸，血圧上昇，減量しなければ中毒死もあり得る） | 附子単独製剤の追加時に注意．<br>附子の減量・中止で改善される． |
| 地黄 | 八味地黄丸(7)<br>牛車腎気丸(107)<br>十全大補湯(48)<br>温清飲(57)など | 慢性胃炎<br>GERD | 消化器症状（胃もたれ，嘔気，胃痛，下痢など） | 空腹時→食後投与に変更で緩和される． |
| 大黄 | 大黄甘草湯(84)<br>桃核承気湯(61)<br>潤腸湯(51)<br>麻子仁丸(126)など | 高齢者 | 下痢，腹痛 | 減量・中止にて改善される． |
| 桂枝（桂皮）<br>人参<br>地黄など | 多くの処方 | 以前に漢方薬内服でアレルギー歴あり | アレルギー症状（蕁麻疹，呼吸器症状など） | 他の生薬でもまれなアレルギーはあり得る．中止もしくはアレルギーの治療が必要となることもある． |

＊腎機能障害時の漢方薬使用について現在，明確な指針はありませんが，慢性腎不全（特に透析適応前）では，麻黄や附子，黄連，黄芩，大黄などは，排泄が遅れると効果が遷延される可能性はあると考えます．

### Question 漢方は値段が高いと聞きますが？

　漢方薬がいくらするかも患者さんからよく質問を受けます．自費診療で出される（健康保険が使えない）漢方薬はかなり高価なものもあるからか，漢方薬全般に対して高価なイメージを持たれていることもありますが，モダン・カンポウで扱うのは，基本的には健康保険が使えるエキス剤です．例えば風邪に処方する漢方薬（例：葛根湯❶など）ですと，1日3回内服×1週間で500円以内が多いです．長期に続く症状に対する漢方薬も，初回は2週間処方が基本で，平均1,000〜1,500円ほど（※この金額は，薬剤の費用のみ）です．漢方薬の中には，ドラッグストアで直接購入できるものもいくつかありますが，同じ名前の処方でも，一般的には病院で処方されるものの方が安価です．自費診療で出される漢方薬の中には，あらかじめ生薬がセットされたエキス剤ではなく，オーダーメードで作られる利点がある一方，あまりに法外な価格のものは，内服継続することも容易でなくなることもあり，継続できるかどうかは「値段を見ること」が1つの目安と，患者さんには伝えています．

### Question 漢方は長期間内服しないと効きませんか？

　患者さんから「漢方薬は長期間に飲まないと効かないのでは？」と言われることがあります．これはおそらく体質改善に処方する漢方薬についてかと思われます．処方によっても効く速さは違いますが，こむら返りに処方する芍薬甘草湯❻❽や，花粉症に処方する小青竜湯⓳，風邪に処方する漢方薬などは，30分や1時間以内に効果が出ます．その他体質改善目的の漢方薬も，内服開始2週間ほどで，効果のある場合は，少なからず変化を実感できるか，内服を継続してみようという気持ちになることが多いです．そのため通常は，初回の診察では2〜4週間（以内）の処方となり，継続可能であれば，次回より4週間毎の継続処方となります．もちろん，風邪など急性の症状に出す漢方薬は，症状が改善すれば内服終了です．以下に即効性の期待できる漢方薬を紹介します．

### 即効性の期待できる漢方薬

**★速効（2種の生薬で構成）**
- こむら返り　　　　　　　　　　　　➡ 芍薬甘草湯❻⓼
- 咽頭痛　　　　　　　　　　　　　　➡ 桔梗湯❶❸❽
- 便秘症　　　　　　　　　　　　　　➡ 大黄甘草湯❽❹

**★吸収の速い漢方薬（麻黄・芍薬など）**
- 風邪　　　　　　　　　　　➡ 麻黄湯❷❼，麻黄附子細辛湯❶❷❼，小青竜湯❶❾など
- 過敏性腸症候群（IBS）　　　➡ 桂枝加芍薬湯❻⓪
- 月経困難症　　　　　　　　➡ 桂枝茯苓丸❷❺，当帰芍薬散❷❸など

## Question 漢方のメーカーによる違いはありませんか？

漢方製剤の承認・許可申請については，『医薬品製造販売指針』に「『一般用漢方処方の手引き』等を参考とすること」との記載があります．この『一般用漢方処方の手引き』の初版発行は，1975年で，それ以前は，特に決まりはなく各社が申請していました．元来，漢方薬は，古典に書かれた記載をもとに生薬を配合させます．そして同じ名称の処方でも，古典の種類によって，一部構成生薬が異なることもあります．よって，上記の1975年以前に承認されている漢方薬は，参考にする古典により，同じ名称でも構成生薬の配合量や種類が一部異なっています．例えば，神経過敏や焦燥感に処方される，柴胡加竜骨牡蛎湯❶❷は，下剤効果のある生薬の大黄が，含まれているメーカーと含まれていないメーカーとがありますので，患者さんの便秘の有無により使い分けをする必要が出てきます．患者さんが処方箋を持って行った調剤薬局で，在庫の関係で，もしメーカーにより内容が異なる処方の確認を求められた際には，その処方の構成生薬の確認が必要になります．

## Question 漢方薬はどこに行けば処方してもらえますか？

日本の医師は，医師免許を取得すれば，漢方薬が処方可能になります．ただし，医師の立場としても，あまり勉強していないうちから簡単に処方していいものかと考えることもあるかと考えます．現在日本の医師には3つのレベルがあると思っています．

- **レベル❶** 漢方専門医として詳しい東洋医学的診察をもとに処方するレベル
- **レベル❷** 漢方専門医までの知識はないが，症状から，エキス剤は処方できるレベル
- **レベル❸** 漢方の知識が少なく処方も難しいレベル

漢方薬を処方してもらうには，新見先生もおっしゃる通り患者さんと医師との出会いも，一種の「運と縁」かと思いますが，少なくともレベル③ではない（レベル①もしくはレベル②の）医師がいる医療機関をできれば近所で探すことが必要になります．具体的には，web検索や知人の紹介などからある医療機関を見つけたら，まずは電話で尋ねてみることです．「そちらに漢方を処方する先生はいますか」と聞いて，「はい，どうぞ」という返事があるのが理想的ですが，「えっと…」「今は…」などの返答であれば，別の医療機関に尋ねた方がいいかもしれません．このように受付の対応で，ある程度の判断は可能となりますが，自分がほしいと考える処方をもらえるか，それともそれ以上に症状に合った漢方を出してもらえるか，はたまた漢方薬は出してもらえないかは，「運と縁」で，出会った医師によるところもあるかと考えられ，自分と波長の合う医師を根気良く探していくことが大切と思います．

# 7 同僚からの質問

> **Question**
> エキス剤だけでもたくさんある中で，まずどこから学んでいけばいいか．漢方の勉強だけに割ける時間はそう多くはなく，初心者にも取り組みやすい内容で教えてほしい

　本書を書くにあたって，この質問に応えることが大きなモチベーションになっています．特に初期研修中の先生方からこのような内容の質問が複数上がりました．現在初期研修中の先生方は，学生時に漢方の授業が取り入れられて学んできた世代ですが，「漢方理論」の学習と実際の「漢方診療」にはギャップを感じているとのことで，「初心者として漢方を学びたい」という意見も複数ありました．自分も学生時から，漢方の高名な先生方のセミナーなどを受けてきましたが，難解な漢方理論を理解しやすく解説してもらえても，学生では自分で漢方を飲む以外に，実際に処方する機会は卒業して医師の資格を得るまで待たなくてはいけないので，すぐにはアクション（処方して効果を経験する機会）に移せません．医師の資格を得て初期研修が始まれば漢方処方が可能になりますが，初期研修の2年間は，医師人生に関わる大切な時期と言われています（自分を振り返ってみるとその後もより大切ではありましたが…）．研修先にもよりますが，現在の初期研修プログラムには，必修項目に漢方や東洋医学は含まれず，西洋医学を修めることで精一杯になることも予想されます．そして周囲に，漢方に理解の深い指導医がいなければ，西洋医学の指導医からは「漢方？　よくわからないが今は西洋医学の勉強を優先しなさい」と万が一言われてしまうと（自分の初期研修時代も踏まえて），学生時代に習ったことの実践は容易ではないと，これも現在初期研修中の先生方から教えてもらいました．

## ❶漢方専門医もよい，ジェネ★モダ漢方もよい

　本書の根底にある問いとして，漢方理論の学習機会は学生時代にあっても，処方する機会がなく，初心者と感じている医師にとって，漢方を学ぶ方法は何が適しているのか，について考えます．「もう一度漢方理論をしっかり学んで実践はそれから（急がば回れ）」という考え方がある一方で，「最低限の原則を知った上で，漢方薬がファーストチョイスとなる症状を知ってその処方から始めてみよう」という考えもあっていいのではとするのが，ジェネ★モダ漢方の考え方です．例えば，風邪に対する漢方薬の効果は自分も実感しています．ただ，風邪に対する漢方処方を学んで，翌日以降の診療で，周囲には風邪に漢方を出す医師があまりいない環境ですと，診療スタイルをどう変えられるかを考えると，そう容易に漢方処方できる状況にはならないことを，複数のプライマリケア医から指摘されることがありました．それは，風邪は漢方薬でなくとも，今まで患者が内服してきた西洋医

学の処方（総合感冒薬など）でも（自然に）改善することが多いからではと考えます．漢方薬を内服して，総合感冒薬より風邪が治るのがいくら速くても，患者さんが望まなければ処方はできませんし，漢方薬は風邪を治す数あるオプションの中の1つで，患者さんと医療者がそろって希望して初めて，漢方薬処方が可能になります．

## ❷まずは漢方薬がファーストチョイスになる症状をおさえる！

　一方，冷え症，寒冷により増強する疼痛，こむら返り，易疲労感，原因のわからない食欲不振など，西洋医学的治療が難しく，漢方薬治療が第一選択となるような症状には，明日からでも漢方処方すれば患者さんの訴えを改善させることができる（極論として言えば，漢方処方しないと改善させられない）可能性が大きくなります．これを学ぶのに，漢方理論の学習は保留して，漢方薬の選択肢をカードに見立てて，カードを切っていくように，順番に漢方薬を試していく方法が，モダン・カンポウです．"漢方薬治療"とも呼ばれ，"漢方治療（漢方「薬」が入らない）"との違いは，"漢方治療"には必須である東洋医学的診察は，モダン・カンポウでは不要で（やってもやらなくてもよく），漢方理論に用いられる用語も使用せずとも，患者の症状を治そうという考え方です．「漢方治療は」，いわゆる漢方専門医の先生方の伝統的（トラディショナル）漢方で，古典を読み，漢方理論を学び，漢方的な診察も行うので，モダン・カンポウよりも有効である"打率"が高くなるのは当然と言えば当然です．関心を持たれた場合は，新見正則先生の「モダン・カンポウシリーズ」を参照ください．その中でも，ジェネ★モダ漢方では，「漢方薬治療がファーストチョイスとなる症状」をメインに紹介しています．

### Question 漢方の勉強方法を教えてほしい

　私は，大学院で漢方全般に関して基礎から学び，その後いろいろな先生の講習会や書籍などで，少しずつ幹を伸ばす意識で今も学んでいますが，新見先生の指摘するように，漢方に長い歴史がある一方で，その理論は，西洋医学の生理学や解剖学などが取り入れられる以前に作られた部分もあり，やや普遍性に欠ける点があります．ただし，そこに引っかかって，勉強して熟達するまで漢方薬処方を行わないのは，モダン・カンポウの考え方とは異なります．モダン・カンポウでは，患者さんを治療するための方策と考えて，処方選択するための学びを優先させます．すなわち，西洋医学のみでは解決できないから，漢方という昔の知恵を拝借します．モダン・カンポウ以外にも，中（国）医学も含めて，漢方や東洋医学にはいろいろな考え方や流派があります．勉強に充てられる時間やモチベーションでも，どんな学び方をするかは変わってきます．

　ここで取り上げるのは，漢方や東洋医学を，プライマリケアに従事する医師が日常診療を続けながらいかに学んでいくかについてです．

## Basic
①いろいろな書籍やセミナーで自分と合う先生や先輩を見つける
②気に入った1つの考え方を中心に学ぶ

　この時期に自分と合う先生や書籍を見つけられるかは，運や縁の要因もあり，ネット検索や漢方メーカー主催のセミナーを探していくといいと思います．もし自分と合う先生を見つけられたら，時間が許せば，実際にその先生の外来を一度見学に行くこともお勧めします．西洋医学のみでは解決できない問題を，漢方を用いていかに治療しているか，診療の様子（診察から処方までの流れ，再診時の判断，患者さんとのコミュニケーション），そして漢方の効果や限界も感じることができるかと思います．

## Action
①患者さんと相談しながら漢方薬を処方してみる
②成功からはもちろん，失敗からも学ぶ

　原則は，患者さんの症状を治すため，より有効な処方を見つけるために，漢方は学ぶものと考えます．それには，書籍やセミナー，参考になる先生から学んだ方法で，実際に漢方薬を処方しましょう．処方した結果，患者さんからの反応をもとに，また次のactionを考えていくとより勉強になります．成功例はもちろん，失敗例も含めて，ログ（履歴）として残しておくことをお勧めします．個人情報保護の面から，個人が特定されないようにと考えるのであれば，年齢・性別，主訴（できれば患者さんが話した内容そのまま）と選んだ処方，経過，印象に残った点などが最低限書いてあればよいかと考えます．あとで振り返ると「当時はこんなことに悩んでいたのか」と自分の成長を感じられたり，「以前はもっと勉強して慎重に処方を選んでいたな」と反省の材料にもなり得ます．上手くいかなかったときには，参照するもの（書籍，セミナーやネットの資料など）を1つ決めて，調べつつ，患者さんがその後も漢方薬治療を希望されれば，また挑戦します．私もその試行錯誤の繰り返しつつ学んでいます．大塚敬節先生がおっしゃったとされる，「古人は嘘をつく，わしの言った事でもそのまま信用する必要はない．自分でやってみて，納得したら真似してごらん」の言葉にもあり，伝統は重んじたうえで，合理的かつ批判的に受容し判断の基準はあくまで臨床におくことが大切とされています．

## Step up
①有名な書籍や古典を読む
②漢方について，他人に説明する

　モダン・カンポウから漢方の勉強を始めて，もしもっと学びたいと考えた場合は，漢方に関する有名な書籍や古典を読んでいくことを勧めたいと思います．新見先生は，もし傷寒論や金匱要略にはいきなり手が出せないのなら，比較的新しいものから読むようにおっ

しゃっています．大塚敬節先生の本から始めて，徐々に昔の本にさかのぼり，それから傷寒論や金匱要略を読み進めましょう．

そして，自分で学んだ興味深い症例や症例から学んだ注意点などは，積極的に他人と共有していきましょう．私も医療者や非医療者対象と，漢方や東洋医学について話す機会を持つと，その都度新しい発見があります．この本を書くことも，知識の整理や新しい学習として大変勉強になります．学会発表や講演の依頼なども，できるだけ受けていくように，多くの先生方から助言をいただいています．

## Question 漢方の内服方法について（空腹時3回，温服はどの程度守ればいいのか）

添付文書には，空腹時（食間や食前）内服が望ましいとの記載があります．ただし，食後に内服したら何か副作用が起きたとの報告は現時点ではありませんし，漢方薬の構成生薬は，食品の延長のようなものも含まれており，食事と混じる前に飲む方が効果が高いという説明は納得できます．しかし，臨床現場では，特に認知症の高齢者などでは，毎回空腹時に薬を飲んでもらうことは至難の業で，食前内服を忘れてどんどん漢方がたまっていくことも見受けられます．それよりは，原則空腹時内服をそこまで強調せずに，「忘れたら食後でも構わないので内服してください」と説明する方が，患者さんも気軽に飲めるのではと考えます．常に空腹時内服を守るのは，私自身でも容易ではありません．そして，漢方の効果があった場合に，患者さんから「もっと効果を高くするには」と質問があれば，空腹時に100 mL程度の熱湯に溶かして，ある程度冷めてから飲むように勧めています．

理想は空腹時に湯に溶かして飲むこと（温服）ですが，毎回，湯に溶かして飲むのは，勤務先や外出先などでは容易でないこともあります．それができないからもしくは忘れてしまって飲まないよりは，食後でも何かの水分でさっと含んで飲んでも，飲まないよりは効果があるはずと説明しています．多くの漢方薬が温服して身体を温める作用が期待される中で，**例外**として，**咽頭痛の桔梗湯❸**や**妊娠悪阻の小半夏加茯苓湯㉑**，**鼻出血の黄連解毒湯⓯**など，**冷やして飲む処方**（冷服といいます）もあります．

## Question 漢方の内服量について（いつも1日3回でいいのか）

標準量は2.5 g/包を1日3回ですが，高齢者では代謝がゆるやかなため，減量しても効果が認められたり，標準量では過量となることもあります．また，甘草を含む処方，特に芍薬甘草湯㊽（1日3包で甘草は6 g）では，高齢者では漢方薬に限らず，長期間1日3回の内服を継続することは，私の経験上なかなか容易でないこともあり，例えば，他の西洋薬が1日1回や2回であれば，その回数にあわせて漢方を処方することも一法と考えられます．在宅診療などで，漢方薬が山のように残っていることを目にして，飲んでいないのかと尋ねると，毎日飲んでいるが不思議に余っていくとの返事が大概返ってきます．毎日3回ではなく，1回（2回）ならなんとか飲めるのではと考えます．漢方薬が余ってきた

ら，症状が改善しているか，もしくは漢方薬が思ったより効いていないかのどちらかのことが多いので，私は処方を減量・中止していくことにしています．

## Question 漢方薬はいつまで飲むのがよいのか（継続や中止の判断が難しい）

　　上気道炎など，急性期の症状は，症状が治まれば内服も終了となりますが，慢性の症状で漢方薬を内服していて改善した場合に，いつまで飲むのがよいのでしょうか．成書を見ても決まったルールはないようですが，例えば，大塚敬節先生は，「目安は良くなってからでも3ヵ月は飲みましょう」と話していたそうです．ただし私の経験上，現実的には，症状が改善してくると，飲み忘れたり，患者さんの自己判断で減量・中止していくことも少なくありませんし，これは自然な経過とも考えられます．漢方薬治療では，検査所見ではなく，症状の改善が目的であるので，症状改善による内服アドヒアランスの低下はさほど問題にはなりません．よって，患者さんには「もっとしっかり飲みましょう」ではなく，「漢方薬が余ってきたのは症状が改善したからですか」と尋ねることができます．もちろん，漢方薬が効かずに飲み忘れて余ってくるのであれば，治療方針の再検討が必要になります．症状が改善した場合，漢方薬を減量・中止していくと，一部では症状が再燃し始めて（冷えや不眠，疼痛など），また内服再開することで改善していくことがある一方で，症状によっては（食欲不振や易疲労感など），改善して内服を減量・中止しても症状が再発しないことも経験します．漢方薬が体質改善のスイッチをいったんオンにすればそれが維持されて，以後漢方薬の内服継続も不要になるという，いわば，「漢方薬が体質改善に役立つ」という好例でないかと考えます．いずれの場合も，漢方薬をいつまで飲むかの答えは，患者さんとのコミュニケーションの中にあることを念頭におけば，大きな間違いはないかと考えます．

## Question 漢方薬の併用について

　　ジェネ★モダ漢方では，問診で，「何か困っている症状はないか」と患者さんに尋ねることから始まると紹介しました．患者さんによっては，むくみ，頭痛，易疲労感など，複数の訴えを話す方もいて，その各症状に1つずつ漢方薬を処方しようとすると，初回から複数の漢方薬が必要になるかもしれません．漢方薬は，もともと一剤が複数の構成生薬から作られており，漢方薬を併用すると，構成生薬の種類や量はさらに増えます．併用を開始し，万が一副作用など不具合が生じた場合には，併用薬のどの処方（さらにどの構成生薬）が原因なのか調べることが不可能に近くなります．よって，その時点で最も困る（一番治したい）症状や直近で起こった新しい症状を優先させて，対応する漢方薬1剤から始めて，効果をみた上で，必要であればそこにもう1剤足していくことをお勧めします．漢方薬は構成生薬が少ないほど短期間に，多いほど効果発現に長期間内服が必要と言われており，できれば原則は2剤までとし症状の経過をみて，処方を増やすよりは変えていく方が多剤

内服の防止にもつながると考えます．

また，歴史的に有効とされている組み合わせとして最初から合方されたエキス剤もあります．柴朴湯(96)は小柴胡湯(9)＋半夏厚朴湯(16)，柴苓湯(114)は小柴胡湯(9)＋五苓散(17)，柴胡桂枝湯(10)は小柴胡湯(9)＋桂枝湯(45)，温清飲(57)は黄連解毒湯(15)＋四物湯(71)，猪苓湯合四物湯(112)（猪苓湯(40)＋四物湯(71)）などです．

注意が必要なのが，市販薬で販売されている漢方薬です．ドラッグストアでも医療用漢方と同一処方が購入できます（ただし，含有生薬の量や種類が異なることがあります）．価格は，同一メーカーの同一処方の場合，医療用漢方の方が安価の傾向があります．漢方を処方開始するときには，構成生薬が重なることによる副作用を防ぐため，他院で処方されている漢方薬はもちろん，市販の漢方薬を内服していないかも確認をお勧めします．そして市販薬の，名称からは漢方薬とは判断が難しい薬もあります．大正漢方胃腸薬®などはその名の通りですが，カコナール®，ハルンケア®，ナイシトール®，チクナイン®など**表3**に挙げます．

**表3．漢方薬が含まれている市販薬の例**

| 市販薬名称 | 含まれる漢方薬 |
|---|---|
| 大正漢方胃腸薬® | 安中散＋芍薬甘草湯 |
| カコナール® | 葛根湯 |
| ハルンケア® | 八味地黄丸 |
| ユリナール® | 清心蓮子飲 |
| ナイシトール® | 防風通聖散 |
| チクナイン® | 辛夷清肺湯 |
| ストレージ（H・I・G）® | 半夏厚朴湯・安中散・半夏瀉心湯 |
| ストレージ（SK・SA・ZK・ZM）® | 温清飲・清上防風湯・釣藤散・苓桂朮甘湯 |

これらを既に内服している場合で，漢方薬を新規処方する場合には，構成生薬の重なりを防ぐ目的にて，一旦中止が望ましいと，患者さんには説明しています．

## Question 妊婦や授乳中の漢方薬内服について

現時点で，エキス剤による流産の報告はありませんが，催奇形性については，器官形成期（妊娠4〜15週）は休薬を勧めている文献もあります．不妊症に漢方薬が使用されることもある一方で，添付文書には妊婦への使用の安全性は確立されていない，との記載もあり，この辺りの議論はありますが，もしも流産や早産が起きたときに漢方薬を内服してい

ればその影響を疑われる可能性はあります．「昔から使われてきた薬ではあるが，100％安全とは言えない」と患者には説明しておくことがよいと考えられます．妊娠悪阻で内服が難しくなる一方で，小半夏加茯苓湯㉑という妊娠悪阻に対する処方があるのも，漢方の興味深い点と考えます．

授乳中については，漢方薬が母乳にどの程度移行するのかは厳密には明らかにはなっておらず，大黄など下剤の効果がある生薬が母乳を介して移行し，乳児が下痢傾向になる報告はあります．「母乳にある程度移行するので乳児にも漢方は作用することがある」と説明しています．

## Question 漢方薬のエビデンスについて

西洋医学を修めている先生から多く質問を受けるのが漢方薬のエビデンスについてです．日本東洋医学会のサイトで，漢方治療におけるエビデンスレポートのまとめが閲覧できます．

また，EBM（evidence based medicine）には5つのステップがあります．

- ステップ①　患者の問題の定式化
- ステップ②　問題についての情報収集
- ステップ③　情報の批判的吟味
- ステップ④　患者への適用
- ステップ⑤　1～4のステップの評価

漢方薬は，冷えや易疲労感など体質改善目的の処方と，こむら返りや上気道炎など症状にピンポイントに出す処方とがあり，後者はRCT（無作為化比較試験）がより行いやすいとは考えられます．ただし，1つしか治療法が選べない場合や選択により失うものも大きい場合に，よりエビデンスの重要性が増すと考えられますが，ジェネ★モダ漢方では，西洋医学では治療が不十分な症状に対して，保険適用のエキス剤を用いて，効果がなければ次を試すという立ち位置ですので，エビデンスの有無に過度に敏感にならなくてもいいのではと，個人的には考えます．と同時に，プライマリケアの現場からも今後エビデンスをさらに作っていく意義は感じています．

## Question 東洋医学的な診察の必要性について

ジェネ★モダ漢方では，西洋医学を修めた医師が，西洋医学だけでは治療の効果が不十分な場合に，漢方理論の勉強や漢方の診察をする時間がなくても（もちろんしても構いませんし，した方がより適切な処方選択ができる可能性があります），患者の症状から漢方薬が選択できることを目指します．ただし，診察予約や電子カルテの普及などから，診察室での医師の仕事は以前よりも，パソコンに向かう時間が長くなり，患者さんからも，「最近の医師はパソコンから目も手も離せずに診療が終わる」傾向を指摘されることもあります．

モダン・カンポウでは，脈を診ることを推奨します．脈が元気か，すなわち橈骨動脈の表面に触れただけで拍動を触知するか（元気がある），強く押し込まないと触知しない（元気がない）か，脈の元気の程度で，患者が語らない不調などを察することもできます．もちろんスキンシップにもなります．加えて，ジェネ★モダ漢方では，患部に触れることはお勧めしたいと考えます．動悸や呼吸苦であれば，心音や呼吸音を聴診器で聴くことでも構いません．痛みやかゆみ，湿疹の出ている部位を触れることで，熱を持っているか，もしくは冷えているかを判断し，漢方薬に限らず，どの治療手段を選択するかの助けにもなります．脈を診ることと患部に触れることを最低限に，必要な西洋医学的診察を加えていけばいいのではと考えます．その他の東洋医学的な診察に関しては，成書に譲りたいと思います．

## Question 漢方をいざ出そうとすると自信がない

プライマリケアに従事している同僚から相談されます．この本を書いている私もそこまで自信はあるわけではなく，今でも試行錯誤の連続です．漢方専門外来では，これでは患者さんの漢方への期待に応えられないかもしれません．しかし，プライマリケアでは，患者さんも，漢方専門外来に比べれば，漢方への期待は，他の西洋医学治療と同等と考えられます．それならば，患者さんと一緒に適した処方を選んでいこうとする，モダン・カンポウの考え方が，プライマリケアではより理解が得られるのではと考えます．高名な先生の書籍や古典にも，「当初は〜の処方を試したが功を奏せず，…の処方に変更した」という記載を見ると，どんな漢方の名医でも試行錯誤はあるのだな，と勇気をいただきます．

## Question 自分の出した漢方が効かないとき，どう説明すればよいか？

もし，まだいくつか漢方薬の選択肢が残っていて，患者さんも，もう一度別の漢方薬を試してみたいと言えば，そのようにします．もしも臓器別の専門医に紹介して欲しいと言われれば，必要性を検討したうえで紹介することもあります．ジェネ★モダ漢方では，「漢方治療」ではなく，「漢方薬治療」ですので，漢方治療に比べれば，効果すなわち「打率」はさほど良くないかもしれません．つまり，「漢方では治らない」のではなく，「自分には治せないが，（漢方を含めて）今の医学で治せないわけではない」と，患者さんにもしっかり伝えることが大切だと思います．他の臓器別専門医や漢方専門医の先生であれば治療できる可能性がまだ残っている，ということです．そのときに，自分が西洋医学的精査を並行してやりつつ漢方を処方していたのと，精査をしないで漢方を処方していたのでは，次の先生に伝えられる情報は大きく違ってきます．後者にならないよう，漢方薬を処方する以前に西洋医であるという前提を崩さない姿勢は，プライマリケアに従事する家庭医として忘れずにいたいと考えます．

# 8 家庭医とは？

## ❶プライマリケアのこれまで

　今でこそ，「プライマリケア」「家庭医療」「総合診療」とweb検索するとたくさんの情報が得られるようになりましたが，その中でも「家庭医療」は，私の学生時代は日本ではそこまでメジャーな分野ではなかったと記憶しています．ただし，海外では，「family medicine/general practitioner」は米国やヨーロッパでは既に普及しており，「family medicine/general practitioner」でweb検索すると，その歴史や現状などを知ることができます．私の学生当時（10〜15年前）は，周囲で家庭医療を学びたいと考えた先輩や同級生の中には，在学中から海外での研修を目標にして，卒後海外で研修をしていました．そして研修後に，日本のプログラムに指導医として帰ってきている先生方もいらっしゃいます．

　日本では以前から，かかりつけ医，ホームドクターなど，地域のプライマリケアに従事している医師にはいくつかの呼び名があります．私も幼い頃に，風邪をひいても骨折をしても，まずは診てもらう先生が近所にいらっしゃいました．もちろん，必要であればそこから大きな病院に紹介もしていただきました．つまり，どんな訴えもまずは相談にのってもらえる「赤ひげ先生」，これが家庭医の実践する「家庭医療」のイメージです．

## ❷多くの医療を受ける医療難民

　その後，特にここ10〜20年程度で，わが国の医療は細分化され，専門医の種類と共に専門科もどんどん細かく分かれていきました（基本領域とされる科でも18個，専門性の高いsubspecialty領域を合わせると60種類以上の専門医が存在します）．

　どの科を専門としていても，地域で診療すればその日からかかりつけ医，ホームドクターと名乗ることができます．ただ，医療の細分化に伴い，例えば今まで専門性の高い疾患を中心に診療されていた医師がすぐに，患者さんのどんな訴えもまずは相談にのってもらえる医師になれるのかというと，そう簡単にはいかなくなってきたと考えられます．患者さんも，近所の医療機関に受診しても，「それは当院ではなく，まず〜科へ」と言われてしまうと，次からは直接その科へ行くことになり，結果的に，内科，整形外科，皮膚科，眼科，耳鼻科など，通院する科が多くなっていく傾向となります．複数の医療機関にかかり多種類の薬を服用しているのを「多くの医療を受ける医療難民」として，受診する医療機関が多すぎるとかえって医療を適切に受けられなくなる可能性の指摘もあります．

## ❸家庭医療専門医として

　わが国の医療の細分化の一方で，見直されつつあるのが，プライマリケア，家庭医療です．

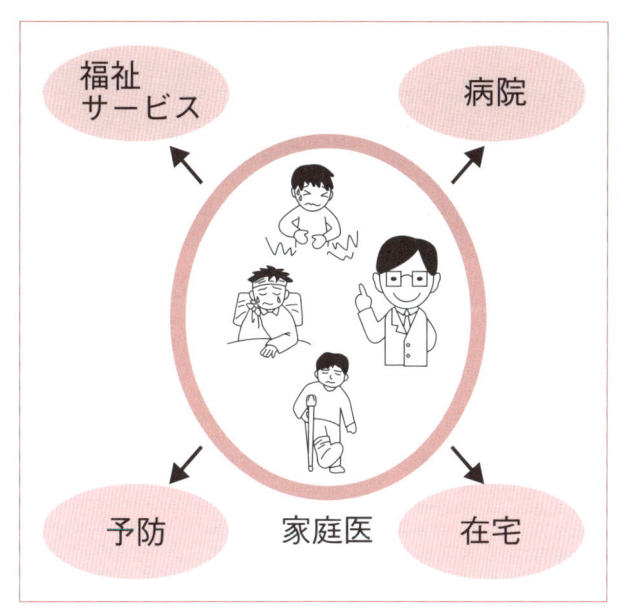

図2 Patient centered medical home のイメージ

　2010年4月，日本プライマリケア学会，日本家庭医療学会，日本総合診療医学会の3学会が合併して，日本プライマリケア連合学会（以下，連合学会）が発足しました．それまで，プライマリケア医，家庭医，総合医など呼び名が複数ありましたが，連合学会が認定する専門医は，「家庭医療専門医」に統一されました．

　家庭医療専門医は，卒後初期臨床研修後に，連合学会指定の3年間の後期研修プログラムを修了し，家庭医療専門医試験に合格することで取得できます．また，連合学会の認定医（プライマリケア認定医）もあり，こちらは，連合学会に所属して，必要書類の提出と認定医試験合格で取得できます．私は，2013年8月に家庭医療専門医を取得しましたが，認定番号はまだ300番台で，1万人を超えるような内科や外科の専門医，2千人以上の漢方専門医と比較しても，まだとても少ないです．患者さんや医療者にも，「専門は？」と聞かれて，「家庭医療専門医を取得しています」と答えても，「つまり何科の…？」と聞き返されることも少なくありません．

### ❹家庭医とは，あなたを専門とする科

　一言で言えば，家庭医療は，「あなた」を専門とする科と言われます．すなわち，人間の一生に，小児期から，成人期，人生の最期まで，何かあればまず相談にのることができるのが，家庭医です．もちろん，臓器別の専門医の先生への紹介が必要となることもありますが，それで家庭医との関係が切れてしまうのではなく，家庭医にかかりながら，必要時は臓器別の専門医にもかかる（Patient centered medical home：患者中心のメディカルホーム，図2）のが理想ではないかと考えます．

### ❺家庭医の1日

　私の勤めている診療所での1日の勤務をご紹介します．午前中に，約30名/家庭医1名

の外来診療を行い，昼には，介護認定審査会や乳児健診，その他地域の医師会業務があればそれに参加し，午後は5〜10件程度の訪問診療を行います．そして，週1〜2回，25名ほど夜間診療，もしくは夜間の医師会・胸部X線写真読影会などに出席し，1日の業務は終了です．外来患者さんの多くが60歳以上ですが，小児から高齢者までwalk-inの救急疾患や感染性疾患，予防接種などの対応もしています．診療内容は，高血圧，糖尿病，脂質異常症など，慢性疾患の継続診療が多いですが，禁煙外来や認知症，介護の相談，訪問診療への他院からの紹介，定期通院患者さんでも，内科の訴えにとどまらず，皮膚科，整形外科，心療内科的な訴え，患者さんの家族の相談，そして漢方薬治療の相談など，内容は多岐にわたります．

### ❻家庭医・プライマリケア医・総合診療医

　ここまで家庭医，プライマリケア医と2つの用語を用いてきました．日本プライマリケア連合学会でも専門医は家庭医療専門医，認定医はプライマリケア認定医という名称で使い分けています．家庭医とプライマリケア医，両者の明確な違いは私もわかりませんが，学会の名称と同様に，やはりある程度は統一されるべきものと感じます．

　医療の細分化を見直す流れから，現在，総合的に診療ができる専門医を新しく定めようという取り組みが進みつつあり，現時点では「総合診療医」という呼称に統一しようとされています．自分が家庭医療後期研修を受けた，医療福祉生協連・家庭医療学開発センター（Centre for Family Medicine Development：CFMD）センター長である藤沼康樹先生によれば，「家庭医」=「地域基盤型プライマリケア担当・総合診療医」としています．家庭医は，総合診療医の中で，地域に密着して診療所や中小病院で，プライマリケアを担当する医師という位置づけであることを再認識できます．家庭医を含む総合診療医が，多くの医療機関を受診する医療難民や医師の偏在，独居高齢者の増加などのわが国の医療問題への突破口になると信じます．

### ❼質の高いプライマリケアを目指して

　プライマリケアに携わる医師のあいだで，以下のような格言があります．

　「プライマリケアは，手を抜こうと思えば，そう難しくなくできるが，質を高めようとすれば，その奥の深さには限りがない．」

　確かに，高血圧や高脂血症など，検査結果や合併症のリスクを考慮して薬を調整して処方していけば，外来診療は特別な工夫は不要とも一見感じますが，患者さんやその家族がそのときそのときに困っている症状や生活の問題点を聴き出し，それらの解決方法を，医学的だけでなく，心理的や社会的な側面からも探っていくのには，「これで十分」という段階はなかなか訪れません．そして，漢方薬治療も，その解決方法の1つになる，症状によっては第一選択ともなり得ると考えています．

# 9 家庭医のコアコンピテンシー

　ここでは，家庭医に特有の概念である，生物心理社会モデル，地域指向性ケア，予防医療・健康増進，家族志向性ケアについて，モダン・カンポウとの関連も含めて紹介したいと思います．

## ❶生物心理社会モデル

● 生物心理社会モデルとは ●

　1977年にEngelがbiomedical model（生物医学モデル）に対比する疾患モデルとして，biopsychosocial model（生物心理社会モデル）を提唱した．人間の疾患（disease）あるいは病い（illness）を病因→疾患という直接的な因果関係のみではなく，生物，心理，社会的な要因のシステムとして捉えようという提言である．

### CASE37　18歳女性　生物心理社会モデル

　昨夜から悪寒を伴う39℃台の発熱があり，受診した．迅速診断キットでA型インフルエンザと診断された．タミフル®は10代での使用は原則推奨されておらず，インフルエンザは自然に寛解する可能性を説明した．

**解説**
　このケースの医学的診断・治療に必要な情報である「主訴」は，悪寒を伴う発熱です．しかし「受診理由」は，主訴の原因となる疾患の診断と治療以外に，実は，大学受験を控えていて，1日でも早く症状を改善させたくて，両親からも勧められて受診していました．
　患者さんは，何か心身の異常を感じたり外傷などで「これは医者にかかったほうがいい」と決断して受診します．重症であれば，症状を何とか改善してほしいという「主訴」＝「受診理由」となり得ますが，プライマリケア外来では，患者さんは自分で何らかの決断をして受診に至ります．すなわち，必ずしも「主訴」＝「受診理由」とならないこともあり得るのです．このケースのように，悪寒を伴う発熱があっても，すぐに受診する場合もあれば，手持ちの薬を飲んだり自然に改善するのを待つなど対応はさまざまで，「受診しよう」とするのは，なんらかのドライブがかかった結果と言えます．大学受験のようなライフイベントがある，家族からの勧め，重い病気が心配など，それらは心理社会的な要因です．つまり，プライマリケア外来を訪れる患者さんは，医学生物学的要因だけでなく，受診理由という心理社会的要因への対応が必要と考えられます．この診療の構造的特徴が，プライマリケアにおいて，生物心理社会的なアプローチの必要性が高くなる理由の1つです．

## CASE37 続き

大学受験を控えた状況で，できれば早く症状を取りたいが，本人も家族も，タミフル®以外でも抗ウイルス薬は副作用の懸念もあり，使用したくないと話した．診察上，発汗は認めていない．麻黄湯㉗に関して，発症初期には抗ウイルス薬と比較して解熱までの期間に遜色ないことを説明し，麻黄湯㉗を発汗するまで数時間おきに内服するように処方して帰宅となった．

**解説**

インフルエンザの治療に関して，抗ウイルス薬の選択肢以外では，西洋医学では解熱薬など対症療法での対応となりますが，さらに漢方薬治療という選択肢を持っていれば，生物心理社会モデルの観点からも，受診理由を解決する治療の新しい選択肢となり得ます．

### ❷地域指向性ケア

―● 地域指向性ケアとは ●―

カナダにおける家庭医療の礎を築き，家庭医のバイブルとも言われる『Textbook of Family Medicine』の著者である Ian McWhinney は，「家庭医は，すべての診療場面を病気の予防とヘルスプロモーション（健康増進）のための絶好の機会を持っている」と提起している．

"地域"とは，地方や都会は問わず，さまざまな集団"community"を意味していて，通院患者さんはもちろん，診療区域だけでなく，学区やサークル，最近はオンライン上のネットワークまで，広くその対象を広げることが可能となる．

## CASE38　漢方を勉強中の家庭医 A　地域指向性ケア

A 医師は，勤務先の B 診療所の外来で，西洋医学的治療では改善しない訴えに，漢方を処方しようとすると，「漢方ってとても高価でしょう」と患者さんからその都度言われることに気付いた．保険適用エキス剤の実際の値段を説明すると，安価であることに驚かれることもあった．B 診療所以外の医療機関も通院されている患者さんも少なくないが，薬剤手帳を眺めても，他院から漢方薬が処方されていることはそう多くはなかった．また，漢方薬は漢方薬局で購入している患者さんもいるが，毎月の薬代が数千円から 1 万円を超えることもあると知った．

**解説**

地域指向性アプローチの 1 つに，community oriented primary care（COPC）と呼ばれる手法があります．ある 1 人の患者さんの問題が，患者個別の域を超えて，その地域・コミュニティ課題・ニーズではないかと考える視点が重要とされます．そして，それぞれの地域特性やリソース（地域資源）を活用しながら，ある特定の地域の，健康問題の同定，その問題への介入を行います．そして介入後のアウトカムを評価し，さらに新しい健康問

題を探っていき，また新しいサイクルを回していきます．

　このケースでは，漢方薬局では，生薬をベースにして，エキス剤よりもレパートリーの豊富な漢方の調剤が可能になる一方で，エキス剤よりも高価になる傾向があったようです．漢方薬局で処方された漢方薬が，高価でも症状が改善されて継続希望であればそちらを継続し，安価なエキス剤を希望されるのであればエキス剤を処方する形が理想でないかと考えます．

### CASE38 の続き

　A医師は周辺地域市民対象の勉強会の講師をする機会に，漢方や東洋医学をテーマにすることに決めた．また，毎月発行される診療所便りに，漢方や東洋医学をテーマに連載を開始した．その後，B診療所には，診療所便りを見たり，B診療所に通院する患者さんで漢方薬治療の効果があった方から直接勧められて，漢方薬を希望される患者さんが増えていった．またB診療所のA医師以外の医師も，漢方薬希望の患者さんをA医師に紹介したり，他の医師も漢方薬処方により積極的になる傾向がみられるようになった．

**解説**

　地域指向性ケアの実践には，1人の力では限界があります．このケースのように同僚の医師だけでなく，多職種からなる，プライマリケア・チームの形成が，地域の情報発信源（primary care as a hub of coordination）として大切であると，WHOでも提唱されています．もしチームの誰かが地域から去ったとしても，プライマリケア・チームが作られていれば，残ったメンバーで引き続き介入が可能となります．目の前の1人の患者さんとのコミュニケーションの中で生じた課題や疑問から，当初は小さな活動でも，ゆくゆくはその地域・コミュニティのエンパワーメントにつながると信じて，まず一歩動き出すことが大切と考えます．

---

● **Community Oriented Primary Care（COPC）** ●

　COPCは，1920年代にWill Picklesによる感染症疫学に端を発して，1940年代のSydney Karkによる南アフリカでのプライマリケアヘルスケアやチーム医療の実践，そして1960年代のJack Geigerらによる，低医療サービス下での乳幼児死亡数改善運動などの歴史を持っている．1980年代初期に，米国医学研究所（Institute of Medicine：IOM）が，プライマリケアの視点から，COPCを地域へのアプローチの1つのモデルとして開発した．

## CASE39　50 代女性　予防医療・健康増進

30 年来の喫煙歴がある．以前から病院で禁煙を勧められ，市販の禁煙ツールを使用したことがあるが成功しなかった．最近，娘夫婦から孫の世話を頼まれることになり，娘から，孫への副流煙の影響を心配され，禁煙を勧められている．

**解説**

診療所をはじめとする，家庭医療の現場は，地域の老若男女，様々なライフステージの健康問題にまつわる相談の場と考えられます．喫煙により発がんのリスクが大きくなることは以前から指摘されていますが，最近はインターネットなどで情報を得やすくなった影響もあってか，禁煙外来に関心を持つ患者さんが増えてきた印象です．プライマリケアにおいて，禁煙を勧めることは，予防医療・健康増進の中の大きなテーマの 1 つではありますが，喫煙している患者さんにとっては，身体によくないことはわかっていても喫煙を続けているのであり，そこから禁煙をするのはなかなか容易ではありません．来週から，来月から，と考えながらもついつい先延ばしになってしまうことも少なくありません．詳細は成書に譲りますが，行動変容の理論や認知行動療法などを用いながら，禁煙の薬物治療も併用して，禁煙治療を勧めていきます．

禁煙によりニコチンが欠乏すると焦燥感が起きます．薬剤によるニコチン補充療法が西洋医学的な治療ですが，焦燥感に対しては現在では有効な西洋医学的治療はありません．そこで漢方薬の出番です．抑肝散(よくかんさん)㊾は，認知症の BPSD への適応で有名ですが，そのほか，不眠や講演・発表前の緊張にも効果があるとされ，焦燥感も緩和できます．ニコチン補充療法で嘔気が起こる場合に，消化器症状に対して，抑肝散(よくかんさん)54に陳皮(ちんぴ)と半夏(はんげ)を加えた，抑肝散加陳皮半夏(よくかんさんかちんぴはんげ)83という処方もありますが，抑肝散(よくかんさん)54に比較すると，焦燥感への効果はやや緩やかです．

## CASE39　の続き

患者さんは，今まで成功できなかった禁煙に関して，主治医と相談して内服による禁煙治療を開始した．また，ニコチン欠乏による焦燥感が起こる可能性を考え，抑肝散(よくかんさん)54を 1 包頓服で処方した．孫の写真を身近に持ち，煙草を吸いたくなったらいつでも孫の写真を眺められるようにした．焦燥感は抑肝散(よくかんさん)54を内服しなくても自制内で，煙草を買いに行くのに出かけていたのを，孫と一緒に過ごす時間に変えて，禁煙を継続できている．

**解説**

禁煙の継続には，内服治療に加えて，行動変容により習慣を変えていくことが必要と考えられます．本ケースの患者さんは，煙草の購入費も節約でき，孫と過ごす時間を増やすことで，再喫煙のリスクを高めないように努めています．抑肝散(よくかんさん)54については，ニコチン欠乏による焦燥感があれば内服するように患者さんにはお勧めしています．

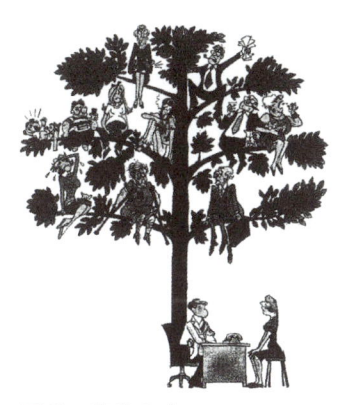

図3 家族の木
(松下明監訳:家族志向のプライマリ・ケア. シュプリンガー, 2006)

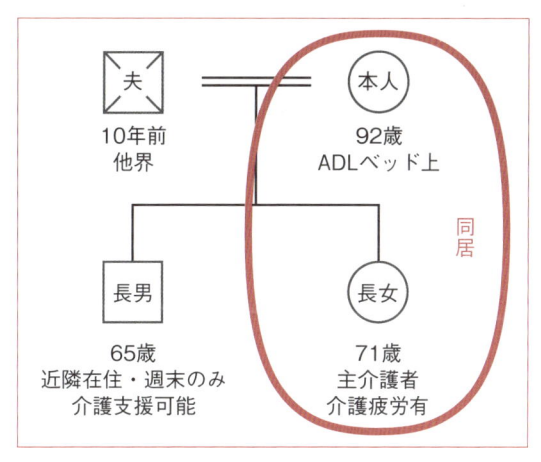

図4 CASE 40 の家族図

## ❹家族志向性ケア

### CASE40　92歳女性　家族志向性ケア

　夫は他界して，71歳の長女が母（92歳）を介護している．子どもはなく，母と二人暮らしである．日常生活はほとんどベッド上で，着替えや入浴，食事も自力では難しくなってきて，長女やヘルパー，訪問看護師などの援助が必要となった．嚥下能力が徐々に低下し，誤嚥性肺炎で入院することが増えてきた．長女自身も変形性膝関節症など持病があり，また介護疲労も蓄積してきている．

**解説**

　家族（family）には，定義があります．家族とは，「生物学的，感情的，法的のいずれかによって結びついている集団」のことです．確かに，外来や訪問診療でも，生物学的な結びつきだけではない家族の形もあることに気づきます．「家族の木」で表されるように，一人の患者さんの背中には家族のメンバーがいます（図3）．例えば，このケースでも，誤嚥性肺炎が治療により改善すれば，医学的には患者さんの退院は可能になりますが，退院できることと，在宅での生活に戻ることができるかは，必ずしもイコールにはなりません．日常生活の支援は，主介護者の長女が中心となるため，長女以外の家族の協力を依頼・検討したり，家族以外のサポート体制のさらに充実させることが必要となる可能性もあります．

　家族志向性ケアに必須の知識・ツールとして，家族図と家族のライフサイクルがあります（図4）．家族図を徐々に細かく作成していくことで，誰と誰が同居しているかだけでなく，各人の持つ疾患や問題，社会的背景を含めた家族の状況を，家族図を眺めることで把握することが可能になります．家族の状況は刻一刻と変化していきますので，その都度修正が必要になります．

　家族のライフサイクルは，個人が年齢と共に成長・発達するように，家族も一般的な経過と共にステージを踏んで発達していくという考え方です．各ステージには共通した発達

表4. 家族のライフサイクル

| 家族のライフサイクルの段階 | 発達課題 | 起こりやすい問題の例 |
|---|---|---|
| 巣立ち期（子世代） | 精神的・経済的な自立 | 親離れできない |
| 結婚期 | 新しくできる家族に対する責任 | 配偶者の親との関係 |
| 小さな子どもがいる時期 | 家族に新しく加わるメンバーを受容 | 仕事と育児の時間配分<br>夫婦関係の変化 |
| 思春期の子どもがいる時期 | 子どもの自立<br>祖父母の疾病や障害に合わせて，家族内の構造に柔軟性が必要となる | 子どもにかける時間と親にかける時間の不均衡 |
| 巣立ち期（親世代） | 様々なメンバーの家族への出入り | 子離れできない |
| 老年期 | 世代間の役割交替 | 加齢や疾病により「家庭内の役割」を失う<br>子どもへかかる負担増 |

（藤沼康樹編：新・総合医療学（家庭医療学編）．カイ書林，2012 を参考に作成）

課題があり，その課題を乗り越えることで，家族は徐々に成長していきます．もちろん各家族で起こるイベントや課題は様々ではありますが，個々の家族メンバーが置かれている家族のライフサイクルを把握することで，現在の状況把握や今後起こり得る可能性を予想するのに有用です（表4）．

このケースでは，患者さんご本人は老年期にあたり，長女さんにかかる介護負担が増えていく一方で，長女さんも，老年期にさしかかり，まさに老々介護の事例と考えられます．

## CASE40 の続き

診療所から担当ケアマネージャーに連絡したところ，家族背景が明らかになった．近所に弟（長男）夫婦が住んでおり，今までも月に1回ほどは患者宅を訪れていたが，長女はなるべくなら弟に迷惑を掛けたくないと介護の支援を積極的には頼んでいなかった．長男は週末は母（患者さん）の介護が可能とのことで，今後は介護により関わってくれることとなった．担当ケアマネージャーと相談し，介護度が増大してきており，長女とも相談して，介護保険の更新申請をする予定となった．サポートがあれば，もともと母本人の希望である在宅看取りに向けて，長女も在宅介護を続けていく意志を示した．

また，患者さんの食欲不振が見られていたが，経口摂取が困難になれば，胃瘻や中心静脈栄養は現時点では，患者さんも家族も希望されておらず，六君子湯㊸を朝夕2回各1包食前内服で開始した．開始後2週間で元通りの食欲に戻った．また，長女も介護疲労の訴えが強くなり，補中益気湯㊶を朝夕2回各1包食前内服で処方して，疲労感の改善を認めた．

**解説** 　介護のサポートには，医療スタッフや介護スタッフ，役所などフォーマルサポートと，家族や親戚，近隣の住民，友人など，インフォーマルサポートとがあります．フォーマルサポートとインフォーマルサポートはどちらが欠けても介護の負担は軽減されず，両輪のように双方を意識していくことが大切です．また，漢方薬治療に関しては，後述するように食欲不振には，六君子湯❹が第一選択となります．また，介護疲労に関しては，プライマリケア（家庭医療）では訪問診療の方針の1つとして，介護が長期に続く場合に，"Care the Caregiver（介護者をケアせよ）"と言われるように，介護者のケアも重要とされています．サポートを充実させることに加えて，易疲労感に適応のある，補中益気湯❹のような漢方薬治療も，介護疲労に有効と考えます．

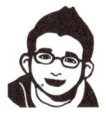

---

**Q** 患者さんの状態をどう判断してますか？

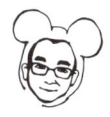

**A** 患者さんの全身状態を直感で判断することは臨床医としては大切な能力だよ．経験を積むとわかるね．診察室に入ってくる雰囲気から．リラックスしているひとは呼吸回数が少ないんだよ．また元気になると、服にも気を配れるし、お化粧もし出すよ．

# おわりに

　今回本書でご紹介したのは，東洋医学的診察を行わなくても漢方処方が可能な，「漢方薬治療」についてです．もし，もっと漢方処方の有効率を上げたい，さらに漢方や東洋医学についてもっと学んでみたいという方は，「鉄は熱いうちに…」東洋医学的な診察や理論を，まずは1つの教科書もしくは1人の先生の書かれたものやセミナーを中心に，学ぶことをお勧めします．そして，中でも，漢方薬の「構成生薬に着目する」ことをお勧めしたいと思います．西洋医学の薬でも合剤が増えてきていますが，漢方処方の効能，副作用を理解する上でも，構成生薬に着目することで，130以上ある漢方エキス剤の基本的な処方を理解すれば，他の処方はそのバリエーションとして理解することができるようになります．モダン・カンポウシリーズにもそういった内容の記載があります．

　また，構成生薬に関する勉強を深めていくと，エキス剤が絶妙な生薬の組み合わせ（種類・量）から成り立っていることに気づきます．それと同時に，生薬レベルで学んでいくと，すでに決まった生薬がセットされたエキス剤よりも，生薬の加減で処方していく魅力も感じるようになります．その1つの附子は紹介しましたが，さらに多くの生薬を組み合わせるには煎じ薬の勉強にもつながり，漢方・東洋医学の学びは無限に拡がる可能性を秘めています．

　プライマリケアの現場で漢方を使用していると，西洋医学と漢方は車の両輪にあたると考えられます．私も当初は，西洋医学の補完的に，少しずつ漢方薬治療を行うことが多かったですが，漢方薬治療が第一選択になり得る症状に着目し，患者さんとのコミュニケーションが進むにつれて，徐々に日常診療における漢方薬を使用するウエイトが大きくなってきました．家庭医の上司であり，本書の「推薦の序」を書いていただいた藤沼康樹先生に「漢方も家庭医療も一緒に学びましょう！」と言われて，家庭医療の後期研修に進むことを決意したことは前述しました．家庭医療という土台があると，漢方診療の意義がより強く感じられるようになり，今になってみれば，初期研修の頃にすぐにでも漢方を学びたかった自分に，「漢方を学ぶには，まず西洋医学を学んでから」とおっしゃっていた先輩方からのアドバイスも，より納得できます．

　今回，原稿作成作業に初めて取り組みました．今まで漢方の指導を受けた先生方からは，講演や執筆の依頼があれば，なるべく断らないで受けた方がいいと言われてきました．講演や執筆をすることが，自分の知識の整理にも役立ち，また質疑応答などから，新しい知見や自己学習のニーズも生まれます．本書をまとめるにあたって行ったアンケートから，家庭医療のレジデントや初期研修医の先生方が，漢方の実践を学ぶときに，何が障害となるか，どんな悩みを持つかについて改めて気づくことがあり，大変参考になりました．

　漢方診療では，検査所見ではなく，患者さんの自覚症状に対して処方していくので，症状が改善すると，患者さん自身もすぐにわかり，感謝の気持ちを伝えてくれます．漢方を処方する側もやりがいが出てきます．特に長年悩まされている症状であれば，患者さんも漢方の効果にさほど期待しないこともあるのか，漢方の効果が2週間以内に（ときには数日で）出てくると，患者さんも処方したこちらも驚かされる経験をいくつもしました．この書籍で紹介した，冷え症，慢性疼痛，上気道炎，便秘症など，漢方診療で対応する症状は多岐にわたり，まさに総合診療医（家庭医）にとって有効なツールの1つとなることは，徐々に確信になりつつあります．もちろん，どんな科の先生方でも，目の前の患者さんが悩

んでいる症状があれば，自分の科の専門とする症状でなくても，内服可能であれば，漢方処方ができますので，明日からぜひ試していただきたいと考えます．

自分が漢方を初めて習ったのは，昭和大学の石野尚吾先生です．石野先生には，漢方診療を一から教えていただいただけでなく，患者さんとどのようにコミュニケーションを取っていくのか，また今後どのように漢方や西洋医学を学んでいくべきかなど，大学院を修了した後も漢方だけでなく，公私ともご相談をさせていただいています．石野先生に学んだ（今も学んでいる）多くのことを自分で整理する意味でも，ぜひ今後，その内容をまとめる機会を持ちたいと思います．

また，家庭医療の手ほどきを受けたのは，CFMDのセンター長，藤沼康樹先生をはじめとする指導医の先生方です．CFMD副センター長である喜瀬守人先生には，今回の原稿のチェックもしていただきました．同じく副センター長の西村真紀先生には，プライマリケア漢方フェローシップ（仮称）の企画を相談させていただいています．その他，CFMDの内外でも家庭医は，教え好きの先生方が多く，どこへ行っても，こちらの質問よりも，より深い回答や今後のアドバイスをしていただいています．

そして，今回，共著の機会をいただいた，新見正則先生に改めて感謝を申し上げます．私がモダン・カンポウの概念に関心を持つ以上に，新見先生は，家庭医療やプライマリケアにとても関心を持たれて，常に多方面にアンテナを張って，自らが良いと思うものには，強い信念を持って真剣に取り組まれる姿勢には私も学ぶところが大変大きく，執筆のモチベーション維持の原動力にもさせていただきました．

また，家族との時間でもいつもパソコンを開けている夫に，常にフォローしてくれた妻と，膝の上に乗って一緒に原稿を書いてくれた（?），3歳になった長女にも，感謝したいと思います．

新興医学出版社の林峰子社長には，自分が思いつくままに順番も関係なく書いた内容を，このような書籍の形に体裁を整えていただき，出版までほぼ毎日のようにアドバイスをいただきました．大変感謝申し上げます．

この本は，プライマリケアで漢方薬処方を始めてみたい，始めてみたけれど手探りでどう勉強していいかわからない，というニーズに応える目的で書きました．

プライマリケア医として漢方診療に携わっていると，患者さんや同僚からいろいろ質問を受けます．医師だけでなく患者側からの漢方へのニーズの高まりを感じるとともに，それに応えようとする医師の疑問や悩みが少なくないこともわかってきました．直接相談を受けたり，SNSなどで発信もしてきましたが，一プライマリケア医（家庭医）の立場から，漢方をどのように学んで，実際に診療に取り入れていったらいいか，"Modern Kampo in Primary Care"として，今まで自分が学んできたことを紹介しました．内容によっては，漢方専門医の先生方には頼りなくお感じになる部分もあるかもしれませんが，忌憚なきご意見をいただければ，筆者自身のさらなる学びともさせていただきます．

最後に，本書が，より多くのプライマリケアに携わる方に，ご参考になり，漢方に関するハードルが少しでも下がれば，幸いです．

2014年

樫尾明彦

# 参考文献

▶ジェネ★モダ漢方　クリニカル・パール集
1) 松田邦夫，稲木一元：臨床医のための漢方［基礎編］．カレントテラピー，1987．
2) 大塚敬節：大塚敬節著作集　第1巻～第8巻 別冊．春陽堂，1980-1982．
3) 大塚敬節，矢数道明，清水藤太郎：漢方診療医典．南山堂，1969．
4) 大塚敬節：症候による漢方治療の実際．南山堂，1963．
5) 稲木一元，松田邦夫：ファーストチョイスの漢方薬．南山堂，2006．
6) 大塚敬節：漢方の特質．創元社，1971．
7) 大塚敬節：漢方と民間薬百科．主婦の友社，1966．
8) 大塚敬節：東洋医学とともに．創元社，1960．
9) 大塚敬節：漢方ひとすじ：五十年の治療体験から．日本経済新聞社，1976．
10) 松田邦夫：症例による漢方治療の実際．創元社，1992．
11) 日本医師会 編：漢方治療のABC．日本医師会雑誌臨増 108 (5), 1992．
12) 大塚敬節：歌集杏林集．香蘭詩社，1940．
13) 三潴忠道：はじめての漢方診療十五話．医学書院，2005．
14) 花輪壽彦：漢方診療のレッスン．金原出版，1995．
15) 松田邦夫：巻頭言：私の漢方治療．漢方と最新治療 13 (1)：2-4，世論時報社，2004．
16) 新見正則：本当に明日から使える漢方薬．新興医学出版社，2010．
17) 新見正則：西洋医がすすめる漢方．新潮社，2010．
18) 新見正則：プライマリケアのための血管疾患のはなし 漢方診療も含めて．メディカルレビュー社，2010．
19) 新見正則：フローチャート漢方薬治療．新興医学出版社，2011．
20) 新見正則：じゃぁ，死にますか？　リラックス外来トーク術．新興医学出版社，2011．
21) 新見正則：簡単モダン・カンポウ．新興医学出版社，2011．
22) 新見正則：じゃぁ，そろそろ運動しませんか？　新興医学出版社，2011．
23) 新見正則：iPhoneアプリ「フローチャート漢方薬治療」
24) 新見正則：じゃぁ，そろそろ減量しませんか？　新興医学出版社，2012．
25) 新見正則：鉄則モダン・カンポウ．新興医学出版社，2012．
26) 松田邦夫，新見正則：西洋医を志す君たちに贈る漢方講義．新興医学出版社，2012．
27) 新見正則：実践ちょいたし漢方．日本医事新報 4683(1)，2014．
28) 新見正則：症例モダン・カンポウ．新興医学出版社，2012．
29) 新見正則：飛訳モダン・カンポウ．新興医学出版社，2013．
30) ローレンス・ティアニー：ティアニー先生のベストパール（松村正己訳）．医学書院，2011．

▶症候別　ジェネ★モダ漢方以降
31) 藤沼康樹編：新・総合診療医学（家庭医療学編）．カイ書林，2012．
32) 草場鉄周編著：家庭医療のエッセンス（「ジェネラリスト・マスターズ」シリーズ7）．カイ書林，2012．
33) S.H.McDaniel 他：家族志向のプライマリ・ケア（松下　明監訳）．丸善出版，2006．
34) アンドルーワイル；：癒す心，治る力─自発的治癒とはなにか（上野圭一訳）．角川文庫，1998．
35) 山本竜隆他：統合医療とは何か？が，わかる本．ほんの木，2012．
36) 甲野善紀，小池弘人：武術と医術 人を活かすメソッド．集英社，2013．
37) Roger Neighbour：Inner Consultation　内なる診療（草場鉄周翻訳）．カイ書林，2014．
38) 金城光代，金城紀久史，岸田直樹：ジェネラリストのための内科外来マニュアル．医学書院，2013．
39) 大蔵　暢：「老年症候群」の診察室 超高齢社会を生きる．朝日新聞出版，2013．
40) 平原佐斗司，芽根義和：チャレンジ！在宅がん緩和ケア．南山堂，2013．
41) 平原佐斗司：チャレンジ！非がん疾患の緩和ケア．南山堂，2011．
42) 大塚敬節：症候による漢方治療の実際．南山堂，2000．
43) 日本東洋医学会学術教育委員会編：専門医のための漢方医学テキスト．南江堂，2010．
44) 渡辺賢治：マトリックスでわかる！漢方薬使い分けの極意．南江堂，2013．
45) 名郷直樹，南郷栄秀編著：基礎から学べる！EBM．医学出版，2014．

# 索 引


## あ

アーユルヴェーダ 15
アレルギー性鼻炎 39
安中散 5 56

## い

依存症 11, 22

## う

温清飲 57 44

## え

越婢加朮湯 28 17
エフェドリン 12, 17

## お

黄連解毒湯 15 44, 82, 97
大塚敬節 19
瘀血 51

## か

外来診療のチェックポイント 105
仮想病理概念 14
家族志向性ケア 127
家族の木 127
家族のライフサイクル 127
葛根加朮附湯 33
葛根湯 1 36
葛根湯医者 20
葛根湯加川芎辛夷 2 36, 39, 81, 97
家庭医療 120
家庭医療専門医 120
加味帰脾湯 137 22, 64, 82
加味逍遙散 24 26, 32, 50, 64, 80
甘麦大棗湯 72 64
漢方診療 16
漢方の呪縛 30
漢方の内服方法 115
漢方の内服量 115
漢方の値段 109
漢方の飲み方 106
漢方の勉強方法 113
漢方のメーカーによる違い 110
漢方薬の併用 116
漢方理論 16
寒冷により増強する疼痛 33

## き

偽アルドステロン症 20
気管支喘息 70
桔梗湯 138 36, 73, 81, 110
虚弱高齢者 77
禁煙外来 126
金匱要略 29

## く

駆瘀血剤 27

## け

桂枝加芍薬大黄湯 134 57
桂枝加芍薬湯 60 56, 110
桂枝加朮附湯 18 33, 89
桂枝加竜骨牡蛎湯 26 64
桂枝湯 45 36, 81
桂枝茯苓丸 25 27, 50, 110
継続や中止の判断 116
月経困難症 50

## こ

香蘇散 70 18, 36, 64, 81
高齢者 79
高齢者の上気道炎 80
牛車腎気丸 107 10, 32, 33, 35, 58, 60, 62, 86, 89
呉茱萸湯 31 52
五苓散 17 24, 46, 52, 54, 66, 68, 84, 93

## さ

柴胡桂枝湯 10 19, 36, 81
柴胡剤 27
柴胡清肝湯 80 85
柴朴湯 96 71
柴苓湯 114 46, 69, 91, 92
酸棗仁湯 103 82

## し

ジェネ★モダ漢方の原則 104
自然発生説 14
自費診療 15
芍薬甘草湯 68 60, 73, 86, 93, 110
十全大補湯 48 42, 48, 69, 90
十味敗毒湯 6 44
潤腸湯 51 80
証 13
傷寒論 29
上気道炎 36
小建中湯 99 24, 56, 84, 91
小青竜湯 19 36, 39, 73, 81, 86, 110
蕉窓雑話 29
小半夏加茯苓湯 21 50, 73
消風散 22 44
症例報告 30
食欲不振 48
辛夷清肺湯 104 39, 81
辛夷清肺湯 119 36
参耆剤 21
鍼灸 15
参蘇飲 66 36, 81
真武湯 30 20, 32, 54, 56, 66, 69, 89, 91
信頼関係 19

## せ

清上防風湯 58 44
清暑益気湯 136 66, 73

清心蓮子飲(111) ……58
清肺湯(90) ……36, 70, 81
生物心理社会モデル ……123
舌診 ……16, 28
煎じ薬 ……10
船長 ……10

## そ

早流産 ……25
疎経活血湯(53) ……60, 62
即効性の期待できる漢方薬 ……110

## た

大黄甘草湯(84) ……80, 110
大建中湯(100) ……56, 68, 80, 91
大柴胡湯(8) ……19, 27
体質改善 ……49
大承気湯(133) ……80
代替医療 ……15

## ち

地域指向性ケア ……124
釣藤散(47) ……54, 83
猪苓湯(40) ……58
猪苓湯合四物湯(112) ……58

## て

ティアニー先生のベスト・パール ……28
天候や気圧の変化で増悪する症状 ……47

## と

桃核承気湯(61) ……51, 80
当帰飲子(86) ……44
当帰四逆加呉茱萸生姜湯(38) ……32, 62, 73, 86
当帰芍薬散(23) ……23, 25, 32, 46, 50, 52, 97, 110
統合医療 ……98
凍瘡 ……32
トリカブト ……12, 20

## に

妊娠悪阻 ……50
人参湯(32) ……32, 56, 66, 69, 91
人参養栄湯(108) ……69, 70, 90
妊婦や授乳中の漢方薬内服 ……117

## の

ノシーボ効果 ……11
ノンレスポンダー ……13, 16

## は

ハードル ……19
ハーブ ……15
麦門冬湯(29) ……36, 70, 73, 81
パスツール ……14
八味地黄丸(7) ……19, 32, 58, 86
半夏厚朴湯(16) ……18, 64, 73, 74, 85, 97
半夏瀉心湯(14) ……19, 56, 69
半夏白朮天麻湯(37) ……54

## ひ

冷え症 ……32
皮下出血 ……51
白虎加人参湯(34) ……44

## ふ

腹診 ……16, 28
副鼻腔炎 ……39
浮腫 ……46
勿誤薬室方函口訣 ……29
不妊治療 ……23
プラセボ ……11

## へ

便秘 ……79

## ほ

防已黄耆湯(20) ……33, 34, 73
訪問診療 ……87
保険医 ……18
保険病名 ……18
補中益気湯(41) ……21, 36, 42, 48, 64, 66, 68, 70, 73, 81, 86, 90, 93, 128
ホリスティック医療 ……98

## ま

麻黄 ……37
麻黄湯(27) ……24, 36, 38, 84, 93, 110
麻黄附子細辛湯(127) ……36, 38, 81, 82, 96, 110
麻杏甘石湯(55) ……36, 70, 98
麻子仁丸(126) ……73, 79, 86

## み

脈診 ……16, 28

## め

瞑眩 ……45

## も

モダン・カンポウ ……101

## ゆ

湯本求真 ……27

## よ

腰痛 ……60
用量依存性 ……12
ヨガ ……15
抑肝散(54) ……64, 73, 75, 82, 86, 93, 126
予防医療・健康増進 ……126

## り

利水剤 ……46
離脱症状 ……11, 22
六君子湯(43) ……10, 23, 48, 64, 68, 86, 90, 92, 128
苓甘姜味辛夏仁湯(119) ……36, 39, 73, 81, 86
苓桂朮甘湯(39) ……54, 55
臨床研究 ……30

## る

類聚方広義 ……29

## れ
レスポンダー ............................. 13, 16

## A
Andrew Weil ............................. 96

## C
Community Oriented Primary Care（COPC） ........................ 125
COPD ............................................ 70

## R
Red Flag Sign ............................ 60

## S
SSRI ........................................ 11, 22

## T
The Inner Consultation ............. 105

## 【著者紹介】

### 樫尾 明彦（かしお あきひこ） Akihiko Kashio, MD, PhD

| | |
|---|---|
| 2004 年 | 聖マリアンナ医科大学卒業 |
| 2006〜2010 年 | 昭和大学大学院医学研究科 |
| 2009 年 | ドイツ・ハノーファー医科大学留学 |
| 2010 年 | 医療福祉生協連 家庭医療学開発センター |
| 2014 年〜 | 和田堀診療所 所長 |

漢方医学は石野尚吾先生（昭和大学客員教授）に学び，学んだ知識を日常診療で実践すると同時に，プライマリケアで漢方がより普及できるようにとの想いを強め，モダン・カンポウの概念に出会う．

**専　門**
日本プライマリケア連合学会認定・家庭医療専門医

**趣　味**
● 養生……はなかなかできず，3歳の娘を抱えて走る（走らされる？）こと
● 自分や家族，実家の両親も含めて，どんな症状でも西洋医学的に問題ないと考えられれば，まず漢方を試してみること

### 新見 正則（にいみ まさのり） Masanori Niimi, MD, DPhil, FACS

| | |
|---|---|
| 1985 年 | 慶應義塾大学医学部卒業 |
| 1993〜1998 年 | 英国オックスフォード大学医学部博士課程留学 |
| 1998 年 | 移植免疫学で Doctor of Philosophy（DPhil）取得 |
| 2002 年〜 | 帝京大学医学部准教授 |
| 2013 年 | イグノーベル医学賞 |

**専　門**
日本病院総合診療医学会認定医，日本東洋医学会専門医・指導医
血管外科，移植免疫学，漢方医学
労働衛生コンサルタント，日本体育協会スポーツドクター
セカンドオピニオンのパイオニアとしてテレビ出演多数
漢方医学は松田邦夫先生（東京大学昭和29年卒）に学んでいる．

**趣　味**
● 50歳を超えた金槌で運動嫌いの親爺が，一念発起トライアスロンに挑戦しました．
● 2年後には佐渡国際トライアスロン タイプA 236 km（水泳3.8 km，自転車190 km，ラン42.2 km）を14時間18分58秒で完走しました．

---

ⓒ2014　　　　　　　　　　　　　　　第1版発行　2014年9月26日

スーパー★ジェネラリストに必要な
モダン・カンポウ
クリニカル・パール集＆
総合医の実体験

（定価はカバーに表示してあります）

著者　　樫尾明彦
　　　　新見正則

検印省略

発行者　　林　峰　了
発行所　　株式会社 新興医学出版社
〒113-0033　東京都文京区本郷6丁目26番8号
電話　03(3816)2853　　FAX　03(3816)2895

印刷　三報社印刷株式会社　ISBN978-4-88002-749-4　　郵便振替　00120-8-191625

- 本書の複製権・翻訳権・上映権・譲渡権・公衆送信権（送信可能化権を含む）は株式会社新興医学出版社が保有します．
- 本書を無断で複製する行為（コピー，スキャン，デジタルデータ化など）は，著作権法上での限られた例外（「私的使用のための複製」など）を除き禁じられています．研究活動，診療を含み業務上使用する目的で上記の行為を行うことは大学，病院，企業などにおける内部的な利用であっても，私的使用には該当せず，違法です．また，私的使用のためであっても，代行業者等の第三者に依頼して上記の行為を行うことは違法となります．
- JCOPY 〈(社) 出版者著作権管理機構 委託出版物〉
本書の無断複写は著作権法上での例外を除き禁じられています．複写される場合は，そのつど事前に，(社)出版者著作権管理機構（電話 03-3513-6969，FAX03-3513-6979，e-mail：info@jcopy.or.jp）の許諾を得てください．